Norbert Bachl
Erich Vogl

Der Mensch von morgen

Was die Wissenschaft
mit uns vorhat

UEBERREUTER

Das säurefreie und alterungsbeständige Papier EOS liefert Salzer, St. Pölten (hergestellt aus chlorfrei gebleichtem Zellstoff aus nachhaltiger Forstwirtschaft).

ISBN 978-3-8000-7456-3

Covergestaltung: Thomas Esterer, www.bueroesterer.com
Coverfoto: mpabild/iStockphoto.com
Bilder Coverrückseite (v.l.n.r.): Fotolia/Steve Lovegrove, Fotolia/Sven Hoppe; Fotolia/Qujas.

Gedruckt in Österreich
7 6 5 4 3 2 1

Ueberreuter im Internet: www.ueberreuter.at

Inhalt

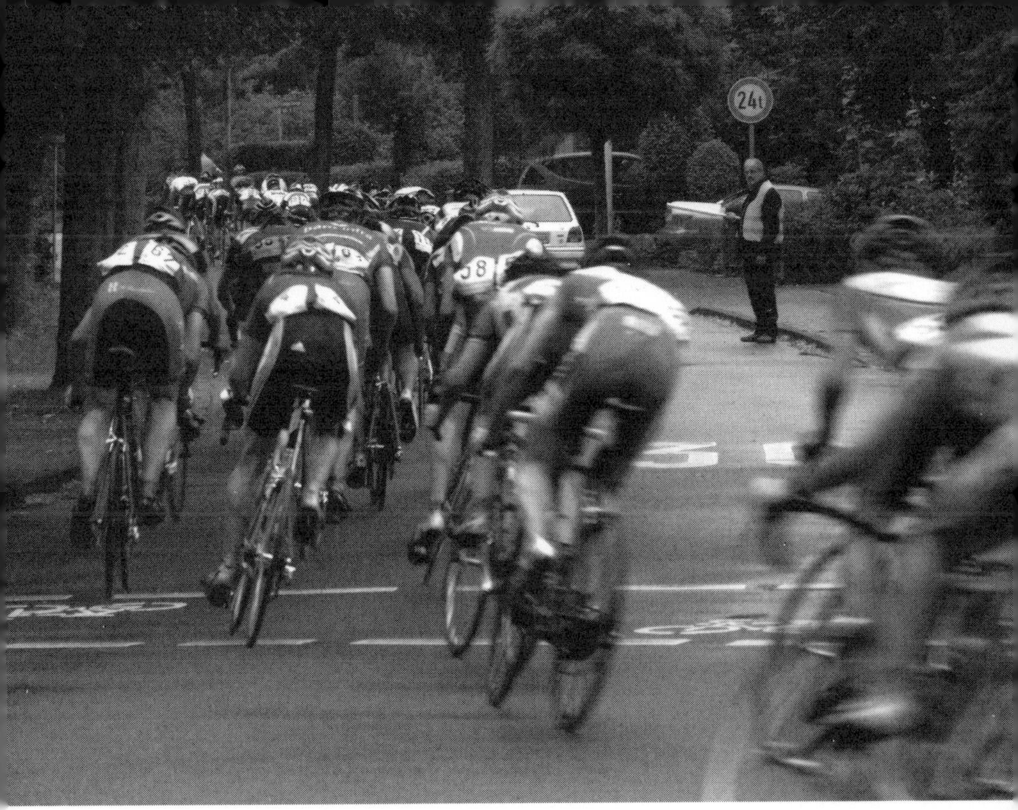

VON KEHRE ZU KEHRE. OHNE WENDE

Der Radfahrer

Sebastian schwitzt. Und das in diesem unterkühlten Raum samt seiner unterkühlten Atmosphäre. Er sitzt hier vor diesen vier Herren, die mit der Sterilität des Raumes eins geworden zu sein scheinen, und ist ausgeliefert. Er fühlt sich wie bei seiner Schulabschlussprüfung. Er hasst diese Situationen. Seltsam. Plötzlich fällt ihm ein uralter Film ein. Gedreht irgendwann in den 1980er-Jahren. Ein Kerl, kalt wie die Antarktis in ihren besseren Tagen, saß in einem sterilen Raum und log, dass sich die Stahlträger im Umkreis von zehn Kilometern gebogen hätten, hätte es welche gegeben. Doch keiner merkte es. Die vernehmenden Beamten ohnehin nicht, und selbst der Lügendetektor ließ sich problemlos überlisten. Mister Eiskalt spazierte nach seinem grandiosen Schauspiel einfach zurück in die Freiheit, die er nicht verdient hatte.

Ob ich das auch hinkriege? Ob ich die Maschine, die sie mir eingepflanzt haben, auch täuschen kann, denkt Sebastian und blickt fragend auf die vier Herren, die vor ihm stehen und seine Gedanken erraten, weil diese Gedanken schon so viele vor ihm hatten. »Denken Sie gar nicht daran«, sagt einer der Wissenschaftler, »unsere Nanotechnik hat nichts mehr mit den lachhaften Pioniergeräten zu tun, niemand kann unser System austricksen. Also ist es besser, Sie arrangieren sich mit der Wahrheit.«

Die Wahrheit, denkt Sebastian, ist nicht so einfach zu erzählen. Sie tut weh, umso mehr, als sie so viele Jahre nicht als Wahrheit akzeptiert wurde. Die tatsächliche Wahrheit war auf Lüge gebaut.

»Beginnen Sie einmal von vorne und lassen Sie sich Zeit.«

Der Radfahrer seufzt, überlegt noch einmal kurz, es mit der Lüge zu versuchen – schließlich hat sie ihn schon so weit getragen, ohne schlappzumachen. Dann beginnt er mit seiner wahren Geschichte.

»Kaum konnte ich stehen«, erzählt er, »saß ich auch schon im

Sattel. Der Vater, der Bruder, alle waren Radfahrer, ich aber, sagten sie, hätte nicht nur die angeborene Leidenschaft, sondern auch das entsprechende Talent besessen. Ich hatte also keine andere Wahl, mein Weg war vorbestimmt.« Der Vater wurde zum Trainer, später zum Manager. Die Frage nach der Schule existierte bestenfalls am Rande, irgendwo am Horizont, doch die Lehrer zeigten Verständnis, schließlich fuhr Sebastian ja auch für die Schule. »Die Regionalzeitungen hatten ihre Freude mit den Lehrer-Schüler-Fotos und den nach oben gereckten Daumen. Der Bürgermeister ohnehin, der konnte sich nicht oft genug neben mich pressen. Später kamen noch wichtigere Politiker mit aufs Bild. Die waren plötzlich meine Freunde, ohne dass ich davor ein Wort von ihnen gehört hätte. Seltsam, aber irgendwie auch egal, man nimmt sie hin, wie sie kommen, schließlich weiß man nie, wie lange sie ihre Dienste noch freiwillig anbieten bzw. sich anbiedern. Die Erfolge waren wichtiger als die Gedanken an seltsame Freunde und moralische Bedenken, die sich durch die Erfolge rasch verflüchtigten wie die sauberen Verfolger bei der ersten schweren Bergetappe. Mit den Erfolgen kam alles andere. Das einzig Wahre im Spitzensportlerleben. Es ist ja viel zu kurz. Zehn Jahre vielleicht bleiben, um Ruhm und Geld zu ernten. Dann stehst du da. Als einer, der ausgesorgt hat, oder als einer, der es eben nur probiert hat. Keiner fragt dann mehr nach dem Wie.

Wenn du im Sattel sitzt, denkst du nicht an die Zeit danach, nicht einmal an das nächste Jahr. Sie fragen mich, warum ich die Gefahren für die Gesundheit ausblende, die Zukunft, das mir blühende Kaputtgehen in der Blüte meines Lebens? Sie wollen die Wahrheit hören? Die Wahrheit ist, dass niemand sie hören will. Du denkst von Kehre zu Kehre, bestenfalls bis zur nächsten Punktewertung, daran, ob ein anderer, der dir gerade davonzieht, nicht doch etwas Besseres für seine Vorbereitung gefunden haben könnte. Der nächste Gedanke: Wie komme ich zu diesem Besseren?

Wer diese Gedanken nicht verinnerlicht, hat schon verloren. Wenn Sie jetzt gleich das Wort Doping hören wollen, bitte sehr: Doping. Auch das gehörte zum Programm bzw. war essenzieller Bestandteil davon. Irgendwann, wenn du es schon ziemlich weit geschafft hast, du aber zu den Allerbesten gehören willst, greifst du zu. Oder du bleibst auf der Strecke. Mittelmaß und ohne Bedeutung. Ich erinnere mich noch gut an einen älteren Kollegen. Da war ich 17. Er hat noch die klassische Epo-Zeit mitgemacht. Das war Anfang der 1990er-Jahre, als sie massenhaft experimentierten mit dem neuen Wundermittel. Wir saßen eines Abends beisammen. Ein, zwei Bier. Es stand kein Wettkampf an. Radprofis vertragen nichts. Zumindest keinen Alkohol. Der Mann redete über die goldene Epo-Zeit. Bis zu 10 Prozent soll es an Leistungssteigerung bringen, sagte er. Jeder, der des wundersamen Vermehrers von roten Blutkörperchen habhaft werden konnte, habe es auch genommen. Koste es, was es wolle, und wenn es das Leben war. Einige fielen tot vom Rad damals. Wenn das Blut zu zäh fließt, kann der Tod das Rennen beenden. Er selbst hatte Glück, der Bergspezialist hat seinen Hämatokritwert auch nie über 55 klettern lassen. Immerhin.«

Er, Sebastian, habe Kollegen gekannt, die seien weit darüber gelegen, einen besonders Wagemutigen nannten sie ehrfurchtsvoll »Mister 64 percent«. Eine Legende unter den Berg- und Gratfahrern. Egal. Er hat überlebt. Und wichtige Touren gewonnen. Das zählt. Später geriet er unter Dopingverdacht. Wie lächerlich, ihn zehn Jahre danach anzupatzen. »Ein Triathlet hat mir einmal verraten, er kenne Leute, die hätten es in den Anfängen der Epo-Phase sogar bis in den 70er-Bereich getrieben. Wahnsinn. Russisches Roulette mit drei Kugeln. Oder doch vier?«

Gerade als die Sportler Epo durch Erfahrung in den Griff bekamen, hatten die Jäger ihre tauglichen Waffen entwickelt. Pech auch. »Und doch gab es den Ausweg für uns. Er führte uns zurück in die Vergangenheit. Das gute alte Blutdoping. Back to the roots quasi. Die Wurzeln des Rückschritts der Moral für die einen, die Wurzeln des Fortschritts der Schaffenskraft für die anderen. Wir wollten einfach gewinnen.«

Eigentlich war Blutdopen schon aus der Mode gekommen, da es doch ein wenig aufwendig ist und Experten dabei sein müssen, aber immerhin: nicht nachzuweisen. Das allein macht den Unterschied. »Wie das funktionierte? Ganz einfach. Blut abnehmen, einkühlen (im Idealfall davor mit Zentrifugen behandeln, Sie wissen schon, eine von jenen, wie sie mitunter in diversen Kellern von besonders geschäftstüchtigen Managern gefunden werden), vor dem Wettkampf zuführen, und schon taucht eine Armee an roten Blutkörperchen in deine Arme und Beine. Ich kenne einen Topfahrer, der hat am Tag vor einer Tour-de-France-Etappe Journalisten

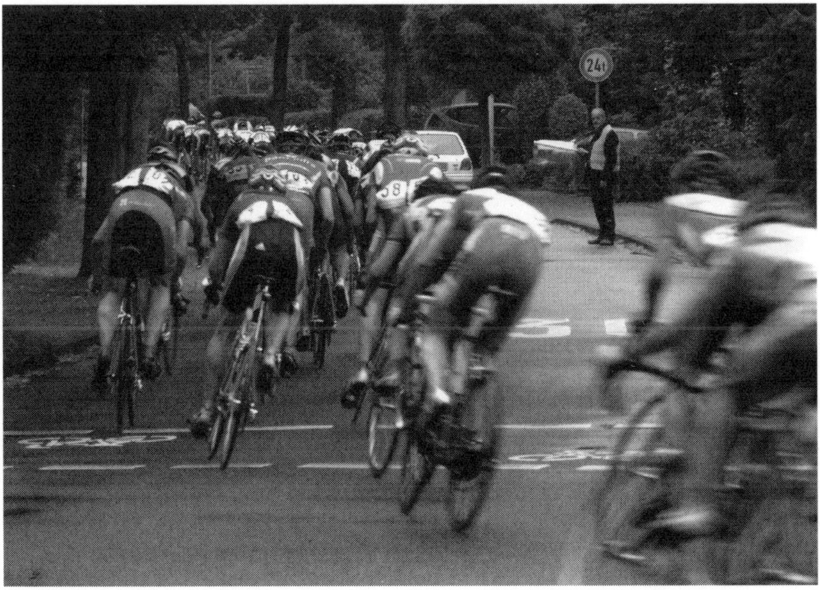

Der Profiradsport ist vor allem in den letzten Jahren durch Dopingskandale in ein schiefes Licht gerückt worden.

den Etappensieg angekündigt – obwohl er noch nie eine Tour-de-France-Etappe gewonnen hatte. Der wusste natürlich, der Beutel würde noch davor übergeben werden.«

Sebastian hält kurz inne, trinkt einen Schluck Wasser. Sein Mund ist trocken vom vielen Reden. Er blickt auf die Wissenschaftler, die nicken zufrieden, während einer von ihnen grinsend das Gerät tätschelt, das die Wahrheit und nichts als die Wahrheit, ohne zu piepsen, gelten lässt. »Erzählen Sie weiter«, sagt ein Mann in Weiß, »wie war das mit den Kollegen der Ärzteschaft? Und wie verhält es sich mit den Praktikern des Gendopings. Was haben Sie hier erfahren bzw. haben Sie gar etwas am eigenen Leib erfahren?«

Natürlich. »Die Ärzte? Brauchen Sie in gewissen Fällen. Beim Blutdopen etwa oder beim Epo-Doping, wenn es um Mikrodosierungen geht. Dadurch bleibt das Epo im Spiel. Abends die richtige Dosierung injizieren und morgens gibt es schon keinen Nachweis mehr. Herrlich«, sagt Sebastian und verzieht dabei das Gesicht, da ihm im selben Moment einfällt, wie teuer ihn diese Behandlung zu stehen kam. Wer sich derart betreut weiß, hat die neuesten Entwicklungen erfasst, lange bevor die Öffentlichkeit ihre ersten Berichte über deren Möglichkeiten erfährt.

Gendoping? »Es war doch nur der logische Schritt, der nächste, der gegangen werden musste. Das war allen bewusst, schon 2008 bei den Spielen in Peking, als die Wissenschaftler offiziell noch davon redeten, dies sei ein Szenario der Zukunft und man solle den Teufel nicht an die Wand malen. Lächerlich. Jeder wusste damals schon, was passieren würde.« Die Alternativen zum professionellen Betrug waren nicht unbedingt die angenehmsten. Vor allem kostspieliger und zeitraubender. Höhentrainingslager. Zwei Wochen St. Moritz. Jede Epo-Kur bringt mehr und ist an jeder Ecke zu bekommen. Dies verraten Profisportler und Mediziner, die diesen Profisportlern mit Rat und Tat zur Seite stehen. Wer braucht da schon wochenlange Schinderei?

»Sie stellen die philosophische Frage nach dem Warum? Es ist das Prinzip Vermutung. Das Prinzip Unterstellung. Jeder vermutet vom bzw. unterstellt seinem Nächsten, er dope. Die Konsequenz daraus kann nur lauten: Dope entweder selber oder finde dich mit einem Dasein als Mitläufer bzw. Mittreter ab.« Dadurch erst konnte der systematische Betrug etabliert werden. Mindestens die ersten 50 der Weltrangliste, die ersten 50 der Tour de France, seien gedopt gewesen. Eine Frage der Moral? Na klar, diese Frage musste ja kommen, denkt Sebastian, als die Wissenschaftler ihn nach den Motiven und möglichen Gewissensbissen fragen, und er hat auch hierfür Antworten parat. Er war ja niemals faul. Weder tret- noch maulfaul. Auch geistig nicht. Er hat sich viel informiert über Vorteile und Nachteile diverser Verhaltensmuster auf das Leben des Menschen. »Kapitalismus ist eine Religion«, sagt Sebastian schließlich, Walter Benjamin zitierend und diesen sogleich weiterdenkend. »Wenn dem so ist, und wenn es stimmt, was die Weisen meinen, dass nämlich Kapitalismus eine Art von metaphysischem Glaubenssystem sei, dann ist die Schlussfolgerung leicht nachvollziehbar. Das Sportsystem, in dem wir groß wurden, hat nichts anderes zugelassen, als dem Glauben Folge zu leisten und sich den grausamen Spielregeln der Fordergesellschaft hinzugeben.« Sebastian betont das Wort »Fordergesellschaft«, er ist stolz darauf, es kreiert zu haben, auch wenn es vielleicht nicht wirklich seine alleinige Kreation gewesen sein mag. Vielleicht hat er es auch irgendwo gelesen. Er weiß es nicht mehr so genau. Ebenso wenig, wie er noch weiß, wem er welche Lüge erzählt hat sein Doppelleben betreffend. Als sauberer Sportler und als Betrüger. Sie, die Fordergesellschaft, passt eben auch in sein Weltbild, in dem er nicht der einzig Schuldige an seiner eigenen Misere sein will, vielmehr einem Kollektiv die Verantwortung zuschieben kann. »Wir haben verlernt, zwischen Wirtschaft und Gesellschaft zu unterscheiden. Schon Sokrates hat gemeint, dass der Bürger nur dann real frei sein könne, wenn er wirtschaftlich unabhängig ist«, sagt Sebastian. Wiederum denkt er stolz an seine humanistische Bildung, die ihm seine Eltern aufgezwungen haben, und ist nun froh, dass diese so streng und hartnäckig waren. Nun kommt ihm diese Strenge dabei zugute, seine Außenwirkung zu beeinflussen und von Neuem in der Gesellschaft Fuß zu fassen. Sebastian denkt im Ganzen, er bewegt sich gern auf Metaebenen und verweist auf das Faktum, wie er es nennt, wie chancenlos der Radfahrer seiner Generation gewesen wäre, hätte er sich geweigert, die Spielregeln zu befolgen. Er wäre gnadenlos der »Fordergesellschaft« zum Opfer gefallen.

Epo: Hauptdarsteller im Roadmovie

Blut ist ein besonderer Saft, wie schon Goethe befand. Der Lebenssaft. Ein Strom, der alles mitreißt, den Menschen erst zum Leben erweckt. Das Blut ist in erster Linie ein Transporteur, es setzt sich aus festen und flüssigen Bestandteilen zusammen. Letztere bezeichnet man als Plasma, eine zu 90 Prozent aus Wasser bestehende Lösung, die Eiweiße, Nährstoffe, Salze, Stoffwechselprodukte, Enzyme und Hormone beinhaltet. Die festen Teile sind die Blutzellen, die etwa 45 Prozent des Blutgesamtvolumens ausmachen, wobei wiederum die Erythrozyten, die roten Blutkörperchen, die überwiegende Mehrheit bilden. In einem Kubikmillimeter Blut (das ist ungefähr so viel wie ein Stecknadelkopf) befinden sich vier bis fünf Millionen rote Blutkörperchen, wogegen die Truppenstärke der weißen Gegenstücke, der Leukozyten (sie übernehmen die Aufgabe der Immunabwehr), lediglich 6.000 bis 8.000 beträgt. Noch eine nicht fassbare Zahl gefällig? Im Blut des Menschen treiben sich rund 25.000 Milliarden rote Blutkörperchen herum, womit sie die wohl am häufigsten im Körper vorkommenden Zelltypen sind. Schließlich gibt es noch die Thrombozyten, die eigentlich keine Zellen sind, da sie keinen Kern besitzen, wegen ihres Äußeren auch Blutblättchen genannt (sie leiten bei Verletzungen die Blutgerinnung ein).

Genug der Grundlagen, lieber Herr Radfahrer, einiges dürften Ihnen Ihre hilfreich zur Seite stehenden Mediziner vielleicht ohnehin verraten haben, zumindest was die Erythrozyten betrifft, die ja Leute wie Sie am meisten interessieren. Nun zum Eigentlichen, zum roten Kern der Sache. Die Erythrozyten spielen die Hauptrolle im spannenden Roadmovie, das eine Menge an Verfolgungsjagden beinhaltet. Wer besonders schnell sein will, kann sicher sein, dass eine erhöhte Anzahl roter Blutkörperchen dabei kein Nachteil ist, da sie die Ausdauerleistung des Körpers verbessert. Mehr Rot heißt mehr Transport an Sauerstoff. Der Schlüsselsatz des Blutdopings. Haben die Athleten auch noch Transfusionsmediziner zur Hand, dann sind sie wahrhaft bestens bedient. Tatsächlich stimmt, was dopende Mediziner sagen: Blutdoping ist die gesündeste Art des Betrugs. Ein kleiner Stich nur, Blutspenden funktioniert genauso. Eine klitzekleine Verletzung, und doch eine große. Erstens im Sinne der sportlichen Fairness, zweitens im Sinne der medizinischen Ethik: »Es ist die Pflicht des Arztes, die Gesundheit der Menschen zu fördern und zu erhalten. Der Erfüllung dieser Pflicht dient der Arzt mit seinem Wissen und Gewissen.« Hippokrates hat mit diesem Satz einen Eid vorgegeben, der den Medizinern heute noch abverlangt wird. Die Bibel der Ärzte quasi. Erhaltung der Gesundheit also. Im Fall des Radfahrers Sebastian hat es sich wohl ausschließlich um die Erhaltung, nein, Verbesserung der Leistungsfähigkeit gehandelt, womit andere Sportler um ihre Chancen betrogen wurden.

Erythropoietin (Epo) ist ein Glykoproteinhormon, das als Wachstumsfaktor die Bildung roter Blutkörperchen (Erythrozyten) anregt. Beim Menschen wird Epo zu etwa 85 bis 90 Prozent in der Niere, zu 10 bis 15 Prozent durch bestimmte Leberzellen gebildet. Erythropoietin wirkt überall dort im Körper, wo sogenannte Epo-Rezeptoren auf der Oberfläche der Zelle vorhanden sind. Dies sind neben verschiedenen Geweben insbesondere die Stammzellen im Knochenmark, aus denen kontinuierlich neue Blutzellen hervorgehen. Epo bewirkt, dass aus diesen Stammzellen rote Blutkörperchen entstehen. Das Epo-Gen beim Menschen befindet sich auf dem Chromosom 7. Die Synthese wird durch eine verminderte Sauerstoffsättigung (Hypoxie) des Blutes stimuliert. Dies führt zur Translokation einer Untereinheit des »Hypoxie-induzierten Faktors« (HIF) vom Zytoplasma in den Zellkern Epo exprimierender (ausbildender) Zellen. In einer weiteren komplizierten Kaskade wird dann das entsprechende Gen angeregt, die entsprechende mRNA zu bilden.

Als Therapeutikum wird biotechnologisch hergestelltes Erythropoietin vorwiegend zur Behandlung der Blutarmut von Dialysepatienten eingesetzt, bei denen die Blutbildung infolge eines Nierenversagens eingeschränkt ist. Als weitere Indikationen für eine Epo-Therapie gelten renale Anämien, Tumoranämien sowie Anämien als Folge von Chemotherapien. Vielfach kann die Epo-Therapie durch die gleichzeitige Verabreichung von Eisenpräparaten zur Blutbildung unterstützt werden. Bei den meisten genannten Erkrankungen bewirkt die Erythropoietin-Therapie ein Ansteigen der Zahl der roten Blutkörperchen und damit eine verbesserte Mobilität bzw. Erhöhung der Lebensqualität der Patienten.

Mittlerweile gibt es synthetisch hergestellte (rekombinante) Epo-Präparate mit verschiedensten Wirkungsansätzen (zum Beispiel CERA – Continuous Erythropoiesis Receptor Activator). Pharmafirmen haben begonnen, die Entwicklung eines Inhalationspräparates zu testen, bei dem das Epo-Molekül (Funktionseinheit) mit einer Transporteinheit zu einem »Fusionsprotein« verknüpft wird. Als Inhalationsspray verabreicht, kann es rasch in der Lunge aufgenommen und in den Blutkreislauf transportiert werden.

Neben zahlreichen Forschungsansätzen zur Herstellung von Epo-Analoga gewinnt auch die Gentherapie immer mehr an Bedeutung. Ein gentherapeutischer Ansatz wird von einer britischen Pharmafirma mit dem Präparat Repoxygen verfolgt, das mit einem adenoviralen Genshuttle arbeitet. Ein weiterer Forschungsansatz ist die Entwicklung sogenannter »Biopumpen« (eine Art »Ex-vivo-Therapie«-autologe Transplantation). Eine japanische Forschergruppe arbeitet an einer therapeutischen Möglichkeit mit Antisense-RNA in bestimmten Vorläuferzellen in der Transkriptionskette; ein US-amerikanisches Unternehmen an der Entwicklung eines Medikamentes (FG-2216), dessen Wirksubstanz die Funktion jenes Enzyms hemmt, das in den Stoffwechsel des Hypoxie-induzierten Faktors (HIF) eingreift. Durch eine sogenannte HIF-Stabilisierung wird das Epo-Gen überexprimiert, was eine vermehrte Epo-Bildung zur Folge hat.

Angst vor dem Stillstand

Auf Sebastians Stirn stehen Schweißperlen. Er sitzt schon mehr als eine Stunde, gefesselt an den Lügendetektor, und die untersuchenden Herren, einer davon ein Staatsanwalt (was Sebastian nicht unbedingt Beruhigung verschafft), haben ihn so richtig ausgequetscht, wie er früher den mit Wasser getränkten Schwamm auf der Stirn. Es begann in den guten alten Zeiten, als Epo von so vielen Radrennfahrern genommen wurde. Die Effekte waren ja auch sensationell: Je nach Dosierung und je nach Erhöhung der Zahl der roten Blutkörperchen konnte ein Leistungszuwachs zwischen 8 und 11 Prozent erzielt werden. Natürlich inklusive Training, aber das war ja ohnehin selbstverständlich, schon von Kindesbeinen an. Damals konnte man das rekombinante Epo aus dem Harn nicht verlässlich nachweisen, sodass indirekte Methoden herangezogen wurden, nämlich die Konzentration des roten Blutfarbstoffs, der von der Zahl der roten Blutkörperchen abhängt, oder das Verhältnis von Blutkörperchen zum Blutvolumen, der sogenannte Hämatokrit. Waren bestimmte Grenzwerte, die nach Sportart etwas unterschiedlich waren, überschritten, wurde man »aus dem Wettkampf genommen«, um gesundheitliche Schäden zu vermeiden. Die gab es natürlich, da manche Kollegen dermaßen hohe Epo-Dosen gespritzt hatten, dass die Zahl der roten Blutkörperchen so hoch wurde, dass das Blut immer dickflüssiger wurde und daraus Thrombosen resultierten. Sogar der eine oder andere plötzliche Herztod war die Folge. Aber das kam Gott sei Dank nicht so in die Medien, die anderen waren jedoch gewarnt. Manche der »Hochdosierer« hatten Angst, dass vor allem in der Nacht ein Durchblutungsstillstand und damit Thrombosen auftreten konnten. Das war verständlich, da bei diesen ausdauertrainierten Athleten schon die Ruheherzfrequenz nicht viel höher als 32 bis 35 Schläge pro Minute war. Diese reduzierte sich dann im Schlaf auf unter 30, und da war es dann wirklich gefährlich, dass »das Blut stehen« blieb. Manche seiner Freunde trugen daher auch in der Nacht eine Pulsuhr, die mit einer Art Wecker gekoppelt war. Immer wenn die Herzfrequenz unter 32 absank, schrillte der Wecker, der Athlet wachte auf, und durch den Aufwachschreck bzw. die anschließende Bewegung wurde die Herzfrequenz wieder nach oben geregelt. So weit hatte es Sebastian nie kommen lassen. Er war immer vorsichtig gewesen und hatte nur mittelhohe Dosen genommen. Die Kontrolle war einfach, da es immer wieder Trainer, Betreuer, manchmal auch Ärzte gab, zu denen man außerhalb der Ordinationszeiten gehen konnte und die den Hämatokrit oder das Hämoglobin kontrollierten. Das war ideal, da man die täglichen Dosen darauf abstimmen konnte. Und außerdem hatte man immer Wasserflaschen dabei bzw. auch Infusionen, um bei einer unangemeldeten Trainingskontrolle noch schnell das Blut verdünnen zu können.

Bald war jedoch Epo nachweisbar, und ab da teilte sich die Athletenschar in zwei Gruppen, jene, die neue Präparate verwendeten, von denen sie glaubten, dass sie nicht nachweisbar seien (Dyn-Epo, Repoxigen und andere Präparate); die andere Gruppe kehrte zur guten alten Methode der autologen Bluttransfusion zurück. Eine einfache Methode, bei Beachtung der notwendigen Sterilität gefahrlos und nicht nachweisbar. Ein wahrer Massentourismus zu jenen Blutbanken bzw. Zentren, die diesen Service anboten, setzte ein. Nicht unter der Woche, wohl aber sonntags durch die Hintertür. Fast hätte man ein eigenes Reisebüro aufmachen können, so viele Athleten besuchten diese Zentren. Natürlich nicht mit einem Direktflug in jene Städte, in denen diese Methode angeboten wurde, nein, man suchte nahe Flughäfen, übernachtete dort und machte dann schnell einen Tagesausflug; Grenzen in der EU gab es keine und somit war die Kontrolle kein Problem. Auch das Handy wurde ausgeschaltet, damit keine Handy-Ortung erfolgen konnte. Nach und nach wurde auch das immer schwieriger, da die Blutbanken und Institutionen vorsichtiger wurden, Verdachtsmomente auftraten und einige dieser Zentren schließen mussten.

Aber es gab ja clevere Trainer und Manager, die Zentrifugen – zumeist ältere, von den Zentren gebrauchte und nicht mehr benötigte Apparate – kauften bzw. zusammen mit Athleten kauften, diese privat aufstellten, und die Methode lief klaglos weiter. Das elfte Gebot lautete: »Du darfst dich nicht erwischen lassen.« Trotzdem war die ganze Prozedur aufwendig, und daher gab es immer wieder neue Ansätze, doch Epo zu verwenden. Ungefähr ab 2006 kamen die »Mikrodosen« ins Gespräch. Man spritzte so wenig, und das vor allem am Abend, sodass am nächsten Morgen, sollten unangemeldete Kontrolleure vor der Tür stehen, das Epo nicht mehr nachweisbar war. Auch das konnte man vorher testen lassen. Gute Manager hatten gute Drähte zu Doping-Kontroll-Labors, besser gesagt, zu Mitarbeitern, die sich etwas dazuverdienen wollten. Außerdem gab es nicht-akkreditierte Labors, in denen diese Nachweise bei gleicher Qualität noch einfacher und billiger zu erhalten waren.

Das alles kannten die Experten. Sebastian war aber nicht entgangen, dass sie sich vor allem zuletzt, als sie über die Mittel sprachen, immer wieder anschauten und einer von ihnen mit dem Kopf nickte. Was hatte das zu bedeuten?

Der Staatsanwalt wollte schon den Lügendetektor abschalten, da sagte der eine, der mit dem Kopf genickt hatte, er wolle doch weitermachen, da er noch einige Fragen zu stellen habe. Sebastian erbleichte, denn sein Geheimnis wollte er unter keinen Umständen preisgeben. Damit hatte er sich, abgesehen vom Ansteigen der Herzfrequenz und dem Hautwiderstand (was er nicht sah, der Staatsanwalt aber sehr wohl), natürlich verraten. Sebastian zögerte und stellte sich, was schon so oft funktioniert hatte, einfach dumm. Er wisse nichts Genaues. Doch der Lügendetektor sprach eine andere Sprache.

Also begann er auszupacken: Er gab zu, sogenannte HIF-pH-Inhibitoren ausprobiert zu haben. Der Experte, jener, der mit dem Kopf genickt hatte, lächelte milde und beugte sich zu seinem Kollegen, um ihm etwas zuzuflüstern. Später, nach dem Verhör, verriet ihm der Staatsanwalt, der Experte hätte gemeint, es gäbe also doch Menschen, die die Versuche mit dieser Substanz überlebt hätten.

Doch der Reihe nach: Was ist das für eine Substanz? »HIF« bedeutet »Hypoxie-induzierter Faktor« und ist ein Protein-Komplex, der durch ein ganz bestimmtes Gen unter bestimmten Bedingungen exprimiert wird. Diesen HIF kann man nahezu in allen Zellen finden, er ist üblicherweise inaktiv, da er unter normalen Umständen durch ein bestimmtes Enzym abgebaut wird. Das ist ein ganz natürlicher Vorgang und wurde von der Natur deshalb eingerichtet, da sich der Mensch an Höhenlagen anpassen muss. Aufenthalte in

Höhenlagen ziehen viele Effekte nach sich, die leistungsfördernd sind, so zum Beispiel eine geringe Erhöhung der roten Blutkörperchen und bestimmter Enzyme, die die Sauerstoffabgabe aus dem Blut in die Muskulatur in der Peripherie verbessern, wenn in der Höhe der Sauerstoff-Partialdruck absinkt. Deshalb machten Athleten immer wieder Höhentrainingsaufenthalte, einerseits um für Wettkämpfe in großer Höhe gerüstet zu sein, andererseits um nach der Rückkehr ins Flachland Leistungsvorteile zu haben. Es gab Höhentrainingsketten, wo nicht die volle Zeitdauer von drei Wochen, sondern kürzere Zeiten hintereinander in der Höhe verbracht wurden, um den Effekt sozusagen zu boostern. Auslösend für diese Adaptation ist unter anderem dieser HIF. Gelangt der Organismus in die Höhe, wo ein Sauerstoffmangel besteht, entstehen Proteine, durch die dieser HIF-Proteinkomplex nicht abgebaut werden kann – was im Normalfall passiert –, sondern wirksam bleibt und beginnt, den Organismus auf Sauerstoffmangel umzustellen bzw. längerfristig Veränderungen hervorzurufen.

Von einem befreundeten Biologen, von dem er die Informationen und auch die Substanz erhalten hatte, wusste Sebastian, dass die Medizin große Erwartungen in diese Substanz setzte, einerseits zur Behandlung von Anämien bei verschiedenen Erkrankungen, andererseits im Zusammenhang mit Notfällen, wo Zellen unter Sauerstoffmangel leiden, denn auch in diesem Fall, also zellulär, sei der HIF als Kompensationsmechanismus wirksam und versucht, die Energieproduktion der Zelle aufrechtzuerhalten, obwohl die Sauerstoffzufuhr zur Zelle reduziert ist. Man möge sich ausmalen, wie diese Substanz bei Erkrankungen, bei denen ein Organ durch Sauerstoffmangel beeinträchtigt wird, zum Beispiel der Herzmuskel bei Gefäßverschlüssen, verwendet werden könne. Langfristig bewirkt diese Substanz die Anregung der Epo-Produktion und, so eine weitere Theorie, eine verbesserte Kapillarisierung im Muskel.

Natürlich gab es längst Firmen, die diese komplexen Mechanismen untersuchten und auch wirklich Substanzen fanden, die jenes Enzym blockierten, das HIF normalerweise abbaut. Damit erreichten sie einen künstlichen Sauerstoffmangel und alle erwähnten positiven Reaktionen. In Versuchen bei Primaten wurde gezeigt, dass eine bestimmte Substanz einer Firma imstande war, die Steigerung der Epo-Plasmakonzentration um das 300-Fache zu erhöhen. Dies hatte eine immense Steigerung der Zahl der roten Blutkörperchen zur Folge und führte schließlich auch zu großen Komplikationen. Einige dieser Versuche mussten abgebrochen werden, da es zu Todesfällen kam, und auch beim Menschen war offensichtlich bei einem vorklinischen Trial ein Todesfall eingetreten. Andere Komplikationen, die beobachtet wurden, waren Autoimmunreaktionen, bei denen der Organismus aus ungeklärten Gründen plötzlich Antikörper gegen eigene Zellen richtet. Geschieht das im Blut, kann auch das tödlich enden.

Sebastian hatte gezögert, diese Substanz auszuprobieren, aber nachdem die Eigenbluttransfusionen schwierig geworden waren, die Epo-Mikrodosierung natürlich nicht den Effekt brachte wie in seligen Zeiten und ihm andere Athleten davonfuhren, hatte er seinen Biologen gefragt, wie er zu dieser Substanz kommen könne. Dieser schüttelte natürlich den Kopf und sagte, dass er Wissenschaftler sei und keinen Zugang zu diesen Produkten habe. Aber er nannte ihm jene Pharmafirma, die sich mit diesem Präparat und diesen speziellen Proteinkomplexen beschäftigte. Sebastian hatte gute Verbindungen, nicht nur in hohe Sportkreise, auch in die Wirtschaft, und so war es schließlich kein Problem, zu einer gewissen Menge dieser Substanz zu kommen. Auch die Dosierungsrichtlinien wurden ihm mitgeteilt, und zwar in einer Art und Weise, dass angenommen werden konnte, dass Nebenwirkungen nicht oder nur in geringem Maß auftreten sollten. Sebastian begann die Substanz einzunehmen und sein Blutbild zu kontrollieren – und er war erstaunt. Die Wirkung war so, wie es ihm sein Freund, der

Biologe, anhand der Studien beschrieben hatte. Sein rotes Blutbild verbesserte sich und seine Leistungsfähigkeit nahm zu. Nebenwirkungen spürte er noch keine, aber er nahm die Substanz ja erst seit einigen Wochen und wollte auch bald eine Pause machen. Außerdem musste Sebastian aufpassen, da die WADA, die World Anti-Doping Agency, natürlich auch von dieser Substanz wusste, Eiweiße dieser Art leicht nachweisbar waren und es somit nur eine Frage der Zeit war, bis die Substanz auf der »Liste« stand. Aber noch war es nicht so weit und Sebastian war froh, zumindest gegenüber einigen seiner Athletenkollegen einen Vorsprung zu haben.

Sebastian hatte noch eine Information aus dem weltweit gespannten Netz gefischt und sich an seinen beratenden Freund, den Systembiologen, gewandt. Ein Glückspilz ist, wer solche Freunde auf seiner Seite weiß. Eine Aufgabe der Systembiologie besteht darin, Theorien aufzustellen bzw. zu verifizieren, welche Gene bzw. welche genetischen Variationen für bestimmte Eigenschaften verantwortlich sind, wie sich Gene einander beeinflussen bzw. wie die verschiedenen Einflüsse aus der Umwelt die Gene und deren Funktion beeinflussen. Anders gesagt: Wie wird der Phänotyp vom Genotyp beeinflusst? Dies stellt einen wichtigen zukunftsorientierten Forschungszweig dar, da die Integration genombasierten Wissens die Gesundheitspolitik und Gesundheitsversorgung ganz wesentlich beeinflussen kann. Der Systembiologe zitierte eine Arbeit der Professorin für Sozialmedizin und Public Health, Prof. Dr. A. Brandt, in der die Autorin den Begriff »Diseaseom« geprägt hatte, um anzudeuten, dass Genetik und Umwelteinflüsse systemisch sehr eng verbunden sind. Wissenschaftler haben festgestellt, dass bei bestimmten Menschen bestimmte genetische Varianten, sogenannete Polymorphismen, in bestimmten Konstellationen bestehen, die aber zu unterschiedlichen Erkrankungen führen können. Beispielsweise scheinen bestimmte Polymorphismen des ACE-

Gens einerseits das Risiko für einen Schlaganfall zu erhöhen, andererseits das Risiko von einer Alzheimer-Erkrankung zu verringern. Genvarianten des G-Alphagens können für Fettsucht, Asthma und Non-Hodgkin-Lymphom prädisponieren, wobei das Auftreten von Risikofaktoren bzw. Erkrankungen durch Umwelteinflüsse wie Ernährungsgewohnheiten, Alkoholkonsum, Nikotinabusus, Stress, aber auch (wiederholte) Infektionserkrankungen etc. modifiziert werden. Der Schluss, den Systembiologen und Public-Health-Forscher daraus ziehen, mag für die Zukunft wichtige Innovationen mit sich bringen, da eben bestimmte Genkonstellationen in ihrem Effekt nicht verallgemeinert werden dürfen. Wenn man die richtigen Interventionen den richtigen Menschen (Menschengruppen) zur richtigen Zeit anbietet, kann möglicherweise das Auftreten verschiedener Erkrankungen beeinflusst werden.

Doch all das interessierte Sebastian herzlich wenig. Weit mehr interessierte ihn da schon, dass es offenbar auch geheime Forschungen gab, die zeigten, dass bei unterschiedlichen Polymorphismen bestimmter Gene bestimmte Umwelt-, in diesem Fall vor allem Ernährungs- und Trainingseinflüsse bzw. spezielle Substitutionspräparate die menschliche Leistungsfähigkeit unterschiedlich beeinflussen können.

Sportmedizinische und sportwissenschaftliche Forschungen der letzten 30 Jahre konnten dokumentieren, dass z. B. Weltrekorde im 800-Meter-Lauf oder 200-Meter-Schwimmen durchaus von unterschiedlich veranlagten Menschen aufgestellt werden können. Zum einen können diese Athleten mehr ausdauerprädestiniert sein, zum anderen Kraft-Schnelligkeits-prädisponiert. Von diesen Stärken im genetischen Profil ausgehend können auch die schwächeren Merkmale so hintrainiert (»nachgezogen«) werden, dass schließlich Weltklasse-Zeiten erzielt werden. Dies beweist die bedeutenden Kompensationsmöglichkeiten des menschlichen Organismus. Allerdings gilt das nicht für alle Disziplinen, insbesondere nicht für den 100-Meter-Sprint, Gewichtheben oder für Marathon- und Ultra-Ausdauer-Bewerbe, Sportdisziplinen, bei denen einige Leistungsmerkmale bis an die Grenzen der physiologischen Adaptation (und manchmal darüber hinaus) maximiert werden müssen. Aber gerade für Sportarten in einem Zeitbereich um zwei bis fünf Minuten für Spielsportarten und für Sportarten wie den alpinen Skilauf sind sogenannte Ergonom-Untersuchungen sehr wichtig geworden, da sie wesentlich genauere Anhaltspunkte dafür geben, welche individuellen Trainingsprogramme durchgeführt werden müssen, um aus den vorhandenen Ressourcen das Beste herausholen zu können.

Sebastians Systembiologe hatte aber auch noch einen anderen Hinweis fallen lassen, dass nämlich Substanzen vorhanden seien, mit denen Schwachstellen beeinflusst werden können. Da lacht das Sportlerherz. Und auch Sebastian lächelte wieder in sich hinein – denn nun folgte der zweite Teil der Geschichte.

Bis vor Kurzem war Gen-Screening noch hauptsächlich eine statistische Angelegenheit. Man konnte feststellen, wofür bzw. für welche Faktoren der körperlichen wie der psychischen Leistungsfähigkeit genetische Prädispositionen vorhanden waren. Das war eine wichtige Methode, um in der Talentselektion bzw. der Individualisierung des Trainingsprozesses langfristig eingreifen zu können. Heute stellt das nur die Basis dar, von der ausgehend »Schwachstellen-Polymorphismen«, die als leistungsrelevant angesehen werden, manipuliert werden können.

Ein Beispiel dafür ist die PEP-CK. Ein Subtyp der derzeit bekannten Polymorphismen hat die einzigartige Fähigkeit, aus Stoffwechselendprodukten, etwa Laktat, wieder Glukose/Glykogen bilden zu können, also die sogenannte Glukoneogenese zu ermöglichen. In Tierversuchen, bei denen dieses Gen manipuliert wurde, konnte gezeigt werden, dass die Tiere eine extrem verbesserte Ausdauerleistungsfähigkeit besaßen (Mäuse am Laufband liefen mehr als vier Stunden im Vergleich zu normalen Mäusen mit nur etwa zehn Minuten!), und das auch noch mit wesentlich niedrigerem Laktatspiegel. Das lässt darauf schließen, dass das beim anaeroben Stoffwechsel entstandene Laktat zu Glykogen aufgebaut werden konnte, sodass immense Energiespeicher zur Verfügung standen, um diese verblüffende Ausdauerleistung realisieren zu können. Es scheint auch Menschen zu geben, die aufgrund einer speziellen Konstellation an Polymorphismen diese Fähigkeit zu einer extrem guten Glukoneogenese besitzen. Ein Beispiel dafür könnte ein Radrennfahrer sein, der vor etwa zehn Jahren etliche Male hintereinander die Tour de France gewann, und von dem bekannt war, dass er mit sehr niedrigem Laktatspiegel sehr hohe Intensitäten über lange Zeit bewältigen konnte. So weit, so theoretisch.

Sebastian hatte von einem befreundeten Athleten aus Asien von einem Institut gehört, das Designerproteine herstellte, die die Gen-Expression für jene Enzyme beeinflussen, die für die Glukoneogenese verantwortlich sind. Also nichts wie hin! Nach vielen Recherchen hatte Sebastian das Institut gefunden und auch besucht; unverdächtig, weil als Urlaubsreise getarnt. Bezüglich PEP-CK haben sich seine Erwartungen allerdings nicht erfüllt. Die Wissenschaftler wollten oder konnten diese Substanzen nicht aus der Hand geben, auch nicht für viel Geld, da sie damit wahrscheinlich den Athleten ihres Landes einen Leistungsvorsprung bei den kommenden Olympischen Spielen verschaffen wollten. Beeindruckend, wie dieser blöde Patriotismus das Individuum beugt. Immerhin nannten die Herren jene Substanzen, die zur »Schwachstellenreparatur« eines weiteren Problems bei ihm eingesetzt werden konnten, der mangelnden Hypoxie-Verträglichkeit. Auch ein Ansprechpartner wurde ihm genannt, der ihm nicht nur die Präparate vermitteln könne, sondern ihn auch über alle Dosierungsrichtlinien informieren würde. Ein menschlicher Beipackzettel quasi. Wie praktisch.

Der Rest sei bekannt, das habe er ja schon den beiden Experten erzählt. Mehr könne er wirklich nicht mehr sagen. Die Experten glaubten ihm und der Test mit dem Lügendetektor war beendet.

Heute ist Sebastian 37 Jahre alt und blickt in eine gefahrvolle Zukunft, auch wenn er den Auslösern für diese Gefahren längst abgeschworen hat. Die gefährlichen Jahre, glaubt er, werden noch kommen. »Ich spüre schon, dass ich meinem Körper nichts Gutes getan habe. Ich habe das Risiko in Kauf genommen. Ich war eine Zeit lang bestens bezahlt, in jeder Hinsicht. Ich hatte Geld, Sozialprestige. Kann sein, dass ich bald schon die Rechnung dafür bezahlen muss.«

Unser fiktiver und doch aus dem Leben gegriffener Sebastian ist nur einer von vielen Betroffenen. Besonders erschreckend mutet

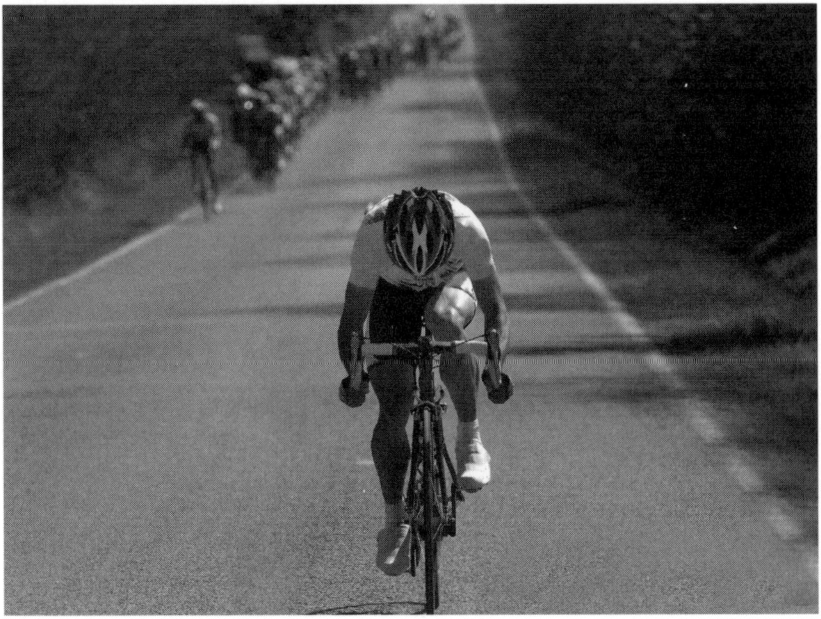

Der Druck auf den einzelnen Sportler wächst. Bahnbrechende Rekorde sind oft nur mehr durch Doping zu erreichen.

eine Geschichte aus Deutschland an, die sich an der Universitätsklinik Freiburg zutrug. Beim Team Telekom bzw. Team T-Mobile sei von 1995 bis 2006 durch zwei Mediziner systematisch gedopt worden, wie eine Untersuchungskommission in einem 63-seitigen Abschlussbericht konstatierte. Fazit: »Das systematische Dopen unter ärztlicher Kontrolle wurde perfektioniert.«

Der Satz sitzt. Wie ein Leberhaken, der einem die Luft nimmt und in die Knie zwingt. Nur fällt nach einem Leberhaken im Ring das Auf-die-Beine-Kommen leichter. Sprachlosigkeit machte sich breit nach der Erkenntnis, die an längst vergangen geglaubte DDR-Zeiten erinnerte. Sie wich bald dem Entsetzen und der Frage nach dem *Warum*. Zumal nicht nur Blutdoping betrieben, sondern auch das für seine Nebenwirkungen bekannte Wachstumshormon verabreicht wurde. Krank waren die Radfahrer mit der magentarosa Weste nie wirklich, die Behandlungen der Ärzte bekamen sie dennoch – der Eid des Hippokrates wurde getrost beiseitegeschoben, sollte er doch verstauben im hintersten Archivwinkel. Ob alle Beteiligten ganz bei Trost waren, sei dahingestellt.

Krank war auch Sebastian nie. Aber die Aussichten, es zu werden, sind ähnlich gut wie jene vor zehn Jahren, als er sich ausmalte, wie es sein würde, bei den Königsetappen der Tour de France zu triumphieren und sich von den hübschen Blumenmädchen die schweißgebadeten Wangen küssen zu lassen. Nehmen wir an, Blutdoping ist tatsächlich eine quasi biologische Art des verbotenen Kraftaufbaus. So bleiben noch immer die berüchtigten Cocktails, die als flankierende Maßnahmen regen Einsatz fanden: künstliche Hormone, Testosteron. Spätfolgen bei übermäßigem Genuss sind weit mehr als nicht auszuschließen.

Doch andererseits: 50.000 Höhenmeter in drei Wochen? Etappen von bis zu fünf Stunden bei einem Tempo, das »naturbelassene« Menschen nicht einmal ein paar Minuten durchhalten würden? Sie und ihre Kollegen konnten nicht anders, sagen viele Experten.

Falsch! Sie hätten schon können, aber sich vielleicht mit Platz 80 zufriedengeben müssen. Mit dem Gedanken, dabei gewesen zu sein, aber leider zu schwach für die Schlagzeilen.

Doping ist so alt wie die Menschheit. Wie der Mensch, der sich im Wettkampf misst. Doping wurde schon in der Antike eifrig praktiziert, Kämpfer und Läufer bedienten sich der Kraft von getrockneten Pilzen und anderen Stoffen wie Kokablättern, von denen sich die Athleten den letzten Schub erhofften. Zweieinhalbtausend Jahre später haben sich die Gesellschaften verändert und die Menschen neue Ordnungen geschaffen – er selbst aber blieb bei seinem Naturell. Dazu gehört der Wettkampfgedanke. Machtdemonstration und Muskelspiel, egal, ob bildlich gesprochen auf blankpoliertem politischem Parkett oder im wörtlichen Sinn in der schweißgetränkten Arena – das Spiel möge beginnen, der Bessere gewinnen.

Nicht zuletzt manifestiert sich der Wettkampf der Gesellschaften in sportlichem Ausdruck. Medaillenspiegel bei Olympischen Spielen müssen herhalten als Spiegel der Leistungsfähigkeit von Systemen. Wie im Systemdenken üblich, bleibt das Individuum eine sekundäre Erscheinung, so lässt sich auch schön argumentieren, der Einzelne müsse im Dienste des Systems seine Rolle erfüllen, dabei sei mitunter zu allen möglichen Mitteln zu greifen.

Experten wie der Medizinier Kurt A. Moosburger attestieren der Gesellschaft eine Mitschuld und treten der Theorie von »einigen schwarzen Schafen« vehement entgegen: »Man sollte sich bewusst sein, dass im heutigen Spitzensport in Sportarten, bei denen die motorischen Grundeigenschaften Kraft/Schnelligkeit oder Ausdauer leistungsbestimmend sind, flächendeckend, um nicht zu sagen, lückenlos gedopt wird. Wer das infrage stellt, ist entweder blauäugig oder ein Heuchler. Um im Hochleistungssport konkurrenzfähig sein zu können und um es zu bleiben, ist man als Profisportler praktisch gezwungen, ›unterstützende Mittel‹, sprich pharmakologische Unterstützung, die sogenannte ›chemische Keule‹ zu Hilfe zu nehmen.«

Sind Sportarten wie der Radsport, der sich den zweifelhaften Ruf einer rollenden Apotheke redlich verdient hat, noch zu retten?

»Profiradsport ist in den letzten Jahren zunehmend unglaubwürdig geworden. Allerdings wird seit dem Festina-Skandal 1998 in keiner Sportart so oft kontrolliert wie im Profiradsport. Die Leichtathletik oder der Schwimmsport sind mit Sicherheit nicht ›sauberer‹, im Gegenteil.«

Hormonelle Überflutung

Im biologischen Zentrum der Universität Wien in der Dr.-Bohr-Gasse brüten kluge Köpfe kluge Gedanken aus. Forscher, die die Welt auf nüchterne Art deuten. Ihre Wissenschaft ist die Wissenschaft der Gegenwart und der Zukunft. Sie entwickeln die Grundlagen, die Methoden, die es ermöglichen, der Medizin taugliche Waffen zu reichen. Die Schwerter werden schärfer. Einer der Schmiede ist der Naturwissenschaftler Gottfried Köhler. Der Mann hat Bahnbrechendes im Sinn. Er untersucht die Moleküle und versucht das Übel, das kranke Organismen verursachen, an der Wurzel zu packen. Er hat im Zuge seiner Forschungen eine Methode entwickelt, für die sich auch die Wahrer der längst verloren gegangenen Unschuld des Sports interessieren. Es könnte den Dopingjägern ein Vehikel zur Verfügung stellen, das an Geschwindigkeit und Kraft die Situation im Katz-und-Maus-Spiel mit einem Schlag umdrehen könnte. Zumindest im Bereich der Epo-Forschung.

Epo – Erythropoietin. Ein Wort wie ein Programm. Ein Teufel im Himmel, in der sich die Sportwelt gerne wähnt. Wo Helden strahlen und Brüderlichkeit nach fairem Wettkampf vorangeht.

Ein hehrer Gedanke, weit verbreitet, von vielen auch gelebt. Doch oft genug auch verraten.

Beim Betrug ist manchen jedes Mittel recht, wenn auch nicht billig. So wie Epo. Findige Sünder im Sportbereich malten sich schon recht früh die Möglichkeiten aus, die ein leicht zu fabrizierender Erythrozytenschub mit sich bringen würde. Es dauerte bis zum Jahr 2000, bis man das synthetisierte Epo im Körper nachweisen konnte, und kaum waren die ersten Fische im Netz, tauchten neue Kräfte auf, die den Sportlern erneut den nötigen Vorsprung verschafften. Wer Kontakte zur Pharmaindustrie hat, um den ist es gut bestellt. Laufend werden neue Epo-Präparate entwickelt, und noch bevor sich der Therapiebetrieb daran erfreuen kann, landen die Rezepturen und Stoffe im Sport. Und wieder hecheln die Jäger einem neuen Phantom hinterher: Denn was offiziell noch nicht existiert, lässt sich auch nur schwer erkennen, geschweige denn dingfest machen. Der Epo-Problematik Herr zu werden schien viele Jahre lang ein Ding der Unmöglichkeit zu sein, was wiederum das Geschäft mit Epo in all seinen Facetten ankurbelte. Die Nachfrage ist groß. Zu den maßgeblichen Betreibern und Nutznießern dieses Handels, der nichts anderes darstellt als Drogenhandel, zählen auch korrumpierte Pharmakonzerne, die laut einer Studie der Welt-Anti-Doping-Agentur WADA fünfmal so viel Epo herstellen, als zu therapeutischen Zwecken notwendig wäre. Beispiel Amgen. Der amerikanische Biotechnologiekonzern, dem es 1989 gelang, Epo zur Behandlung von Blutarmut bei Krebs- und Nierenpatienten synthetisch herzustellen, setzte mit dem künstlichen Hormon innerhalb eines Jahres sechs Milliarden Dollar um. Ärztlich verordnet wurden im selben Zeitraum Ampullen im Wert von 1,5 Millionen Dollar. Ein gigantisches Geschäft, das kolumbianische Drogenbarone und diverse Waffenhändler vor Neid erblassen lassen müsste. Eine andere Studie ergab, dass rund 80 Prozent der jährlichen Produktion von Epo weltweit im Sport landen. Die

Dreistigkeit mancher ist nicht mehr zu überbieten: Amgen etwa, der große Epo-Erzeuger, trat auch schon als Hauptsponsor einer bedeutenden Radrundfahrt in Erscheinung.

Doch all dieses Treiben könnte bald ein rühmliches Ende finden. Gottfried Köhler gelang die Etablierung einer Methode, mit der es innerhalb kürzester Zeit gelingen wird, jede Generation von Epo im Urin nachzuweisen. Ein Paradigmenwechsel in der Dopingjagd. Und ein Segen für die Medizin, die in diesem Bereich auf übelste Art Missbrauch über sich ergehen lassen musste.

»Wir können Moleküle nachweisen, die Epo-ähnlich sind oder eine gleiche Funktion aufweisen. Man kann in einem nächsten Schritt überlegen, auch das Molekül zu identifizieren. Ist das Verfahren validiert, kann das der Dopingjägerei sehr hilfreich sein«, erklärt der Professor, der das Patent Mitte 2009 eingereicht hat und danach seine Methoden verfeinern will. »Man könnte alle Epo-Generationen identifizieren. Man könnte den Gehalt an Substanzen nachweisen und belegen, dass eine solche funktionale Substanz enthalten ist. Mir geht es aber nicht nur ums Doping, unsere Forschung ist vor allem auch wichtig bei vielen Therapieformen. Dort, wo es wichtig ist, den Epo-Spiegel zu kennen. Etwa bei Dialysepatienten. Hier freilich geht es um die Bestimmung des natürlichen Epo-Wertes.«

Einer der ironischen Auswüchse der hemmungslosen Treibjagd: Die Verabreichung des synthetischen Hormons Epo, so ergaben Studien gegen Ende des ersten Jahrzehnts des 21. Jahrhunderts, ermögliche nicht nur eine verbesserte Ausdauerleistung und auch eine bessere Gehirnaktivität (Studien an Mäusen haben dies ergeben), sondern habe auch eine erhöhte Gefahr von Tumorbildung zur Folge. Zudem gelangten Forscher zu der Erkenntnis, dass Epo bei krebskranken Kindern kaum Wirkung zeige. Erwachsene aber, die um jeden Preis ihre Preise gewinnen wollen, werden sich auch von noch so erschreckenden Erkenntnissen nicht abschrecken lassen.

Zumal der Blutkreislauf des menschlichen Organismus sich als zentrales Ziel für Beeinflussungen aller Art präsentiert. Ein Ziel, das auch weidlich unter Beschuss genommen wird. Professor Ernst Wolner vom Allgemeinen Krankenhaus in Wien, international anerkannter Herzspezialist und Österreichs oberster Sanitätsrat, erläutert die Problematik: »Bei jeder sportlichen Leistung spielt der Blutkreislauf eine bedeutende Rolle. Daher ist es auch nur nachvollziehbar, wenn hier die Dopingwilligen ansetzen, um ihre Leistungen zu verbessern.« Der Hobbysportler Wolner gibt sich auch keinen großen Hoffnungen hin, die Menschen würden sich angesichts aller Neben- und Spätwirkungen ihres Treibens eines Besseren besinnen. »Wobei nicht nur den Athleten alleine die Schuld zu geben ist. Prinzipiell gilt: Solange man die Sportler über derart brutale Strecken und Etappen hetzt, so lang muss man damit rechnen, dass die Sportler versuchen, sich aller nur erdenklicher Helfer zu bedienen.«

Insofern sei es, wenn man sich schon für den Betrug entscheide, nachgerade vernünftig, sich der verbotenen Blutdopingmethode zu bedienen. Im Gegensatz zur Verwendung von Epo oder anderen künstlich fabrizierten Hormonen sei die Blutspende-ähnliche Methode fast frei von Risiken. Professor Wolner: »Wenn man so will, dann haben all jene dopenden Mediziner recht, die sagen, Blutdoping sei die gesündeste Art des Dopens. Was freilich niemanden freispricht von der moralischen Schuld, in sportlicher und medizinischer Sicht.«

Gefährliche Gehilfen

27. Februar 1990. Johannes Draaijer wacht mitten in der Nacht auf und klagt über extreme Halsschmerzen. Eine Stunde später ist er tot. 27-jährig stirbt die niederländische Radhoffnung. Eine Tragödie. Warum muss es einen so jungen, gesunden Menschen

erwischen? Die Witwe findet eine Antwort. »Er hat Erythropoietin genommen. Ich hoffe, dass sein Tod eine Warnung ist für alle Athleten.« Johannes Draaijer bleibt aber nicht allein. Es ist die Zeit, als im Radlager die ersten umfassenden Tests mit Epo gemacht werden. Menschen beim freiwilligen Menschenversuch. Die Perversion hat Gesichter bekommen. Tote. Mehrere Radfahrer sterben Ende der 1980er-, Anfang der 1990er-Jahre beim Versuch, sportliche Unsterblichkeit zu erlangen. Ein Radfahrer erinnert sich. »Da wurde ohne Rücksicht auf Verluste probiert, wie weit man gehen könne. Das war der helle Wahnsinn.«

Des Wahnsinns Methode gelangte in gelenkte Bahnen. Die Erfahrungen der Pioniere dienten den nachfolgenden Generationen. Neue Generationen von Epo machten die Runde. Ernst Wolner vom AKH Wien verweist auf die Gefahren von Wachstumshormon oder Epo, sagt aber auch: »Die Medizin ist schon sehr weit mit ihrem Wissen. Generell ist alles eine Frage der Dosierung. Es ist heute jedenfalls nicht mehr so schlimm wie früher.« Dennoch könne man freilich nicht wissen, wie sich etwa Epo-Konsum tatsächlich auswirken werde. »Das werden wir wohl erst in 20 Jahren beantworten können. Es fehlen noch die Erfahrungswerte.« Heute weiß man immerhin schon, dass das verbotene Hormon nicht nur die Gefahr von Thrombosen erhöht, sondern auch die Tumorbildung fördern kann. »Es gibt mittlerweile Studien, die die potenziellen Folgen zeigen, Leute, die diese Stoffe an Sportler weitergeben, müssen sich im Klaren sein, dass sie deren Gesundheit gefährden«, sagt Ernst Wolner. Sein Arztkollege Kurt Moosburger meint: »Beim Doping mit Erythropoietin ist kurzfristig kein Gesundheitsrisiko gegeben, solange ›vernünftig‹ dosiert wird und der Hämatokritwert beobachtet wird. Es handelt sich ja um ein körpereigenes Hormon und wird tagtäglich in der Medizin therapeutisch eingesetzt. Man muss sich allerdings auch bewusst sein, dass Erythropoietin nicht nur ein Peptidhormon, sondern auch ein Wachstumsfaktor ist. Es ist also nicht auszuschließen, dass jahrelanger Missbrauch nicht doch zu unerwünschten Wirkungen führen kann, wie beispielsweise der Förderung eines Tumorwachstums.«

Das menschliche Wachstumshormon hGH lässt noch Böseres geschehen, wenn ihm freie Bahn gewährt wird. Es wird in der Hypophyse des Menschen vor allem in Kindheit und Jugend produziert (die Kurve nimmt mit zunehmendem Alter ab), für die Medizin wird es gentechnisch hergestellt zur Behandlung von Wachstumsstörungen, eine Therapie, die ausschließlich von Experten an Kinderkliniken eingesetzt wird. So sollte es sein. Wie so vieles, leider im Konjunktiv. Das Doping mit hGH, der menschlichen Variante, ist ein Riesenproblem. Einerseits verfügt die Analytik zu Beginn des Jahres 2010 noch immer nicht über ein von der WADA validiertes Nachweisverfahren, andererseits kann ein Überschuss an Wachstumshormon über lange Zeit zum Tod durch Herzversagen und zur Bildung von Darmkrebs führen. Eine höhere Hemmschwelle angesichts der Nebenwirkungen dürfte unter den Athleten deshalb nicht bestehen, zumal hGH als einer der großen Renner in der Doperszene gilt. hGH wird als körpereigenes Hormon in der Hirnanhangdrüse produziert. Laut Untersuchungen werden 84 Prozent der Wachstumshormon-Produktion weltweit illegal zum Einsatz gebracht, für die schnöde Leistungssteigerung im Sport wird einmal mehr die Medizin zweckentfremdet. »Aber auch mit Insulin wird Schindluder betrieben – also generell mit den Peptidhormonen«, erläutert Sportmediziner Kurt Moosburger. Angesichts dieser Zahlen lässt sich leicht abschätzen, welch mörderisches Treiben im Verborgenen stattfindet, zumal Doping mit dem Wachstumshormon nicht nachweisbar ist. Im Breitensport lauert die noch viel größere Gefahr, sowohl qualitativ (weil ohne adäquate Beratung) als auch quantitativ. »Im Breitensport allerdings steht weniger der Leistungsgedanke im Vordergrund als der ›optische Aspekt‹ des eigenen Körpers. Das zwanghafte Streben nach einem muskulösen

Körper ist weiter verbreitet, als man denkt. Man nennt dies auch den ›Adonis-Komplex‹.«

Größter Beliebtheit erfreuen sich Anabolika, sie rangieren noch vor dem Wachstumshormon, das schwieriger zu erstehen ist. Auch hier gilt dasselbe wie für den Blutzellenfabrikanten Epo – rund fünfmal so viel, als für medizinische Zwecke gebraucht würde, wird produziert. Anabolika erhöhen die Schaffenskraft, bilden vor allem mehr Muskelmasse bei gleichzeitiger Abnahme des Körperfetts aus. Beispiel Testosteron, das männliche Geschlechtshormon: Es lässt die Muskeln rasant erblühen, zudem wird die Regeneration nach schweren Trainings- und Wettkampfeinheiten ein Ding der Leichtigkeit.

Ahtletenherz, was willst du mehr? Leider bekommt es noch viel mehr, als ihm lieb wäre. Das Herz vergrößert sich nämlich bei konstantem Anabolikamissbrauch – die Arterien aber leider nicht. Das wiederum kann zum Herzinfarkt führen, und zwar durch eine Unterversorgung des Herzmuskels, und zur Arteriosklerose durch Ablagerungen in den Blutgefäßen. Nach dem Absetzen von Anabolika kann es durch das entstandene Missverhältnis auch zu Herzklappenproblemen kommen.

Weitere unerwünschte Nebenwirkungen? Erhöhte Tumorgefahr in der Leber. Zudem sind künstliche Sexualhormone in der Lage, das Geschlecht zu verzerren: Die Brust der Frau entwickelt sich zurück; die des Mannes wächst zu weiblichen Formen, während gleichzeitig die Anzahl der Spermien abnimmt; das kann bis zur Zeugungsunfähigkeit führen.

Das diesbezügliche Mahnmal heißt DDR-Sportsystem, das auf systematischem Doping basierte. Dank seinen Spätfolgen ist es noch immer aktuell. Doch nicht nur die betroffenen Athleten leiden, auch deren Kinder. Historiker Giselher Spitzer befragte 52 Doping-Opfer des DDR-Regimes. Fazit: 15 Kinder wurden während der Schwangerschaft verloren, drei tot geboren. Von den 69 überlebenden Kindern hatten die meisten Allergien, Hautkrankheiten, Asthma, jedes zehnte wies Missbildungen wie verkrüppelte Arme oder Beine auf.

Professor Ernst Wolner: »Die Leute haben damals nicht gewusst, welche fatalen Spätfolgen Anabolika bringen würden.« Nun weiß man es. Dennoch erfreuen sich Anabolika ungebrochener Popularität. Die schwarzen Schafe unter den Ärzten gebe es natürlich (»Dabei handelt es sich um nichts anderes als um Betrug.«), dennoch müsse man auch die andere Seite beachten. Eine Einteilung in Gut und Böse sei nicht zulässig. Wolner: »Auch die Dopingjagd ist ein Riesengeschäft, wo es um viel Geld geht. Außerdem werden viele Sportler erst zum Dopen getrieben, nicht zuletzt durch den Druck der Öffentlichkeit. Willst du gewinnen und wichtig sein für die und in der Gesellschaft, dann musst du dir selbst nachhelfen. Und irgendwann überlisten dann die Athleten ihre Körper.«

Für manche kommen all diese Erklärungen zu spät. Laurent Fignon ist einer von ihnen. Bei dem Franzosen, einst ein gefeierter Radstar, wurde Bauchspeicheldrüsenkrebs diagnostiziert. Eine besonders schwer therapierbare Form. Der Krebs hatte Mitte 2009 bereits Metastasen ausgebildet. Die Ärzte zeigten sich pessimistisch, was ein längerfristiges Überleben des Sportlers betraf. Fignon war zum Zeitpunkt der Diagnose 48 Jahre alt. Auch er hat gedopt. Mit Amphetaminen und Cortison. Er sagte: »Ich kann nicht behaupten, dass dies bei meiner Krankheit keine Rolle gespielt hat.«

Ähnliches vermutete auch die deutsche Schwimmerin Janine Pietsch. Die 26-jährige Weltmeisterin litt an Brustkrebs. Sie mutmaßte, dass der häufige Antibiotika-Konsum (um ja kein Training auslassen zu müssen, um nur ja nicht weniger zu trainieren als die Konkurrenz) die Krankheit mitverursacht haben könnte.

Tatsächlich kommt die Wissenschaft zu der beängstigenden Erkenntnis: Doping kann Krebs verursachen. »Vor allem Anabolika sind diesbezüglich zu nennen. Die Spätfolgen sind in erster Linie Leberschäden und Herzprobleme«, sagt Professor Ernst Wolner. Das große Problem aber sei nicht der Spitzensport (»denn hier wird wenigstens professionell behandelt«), sondern der Missbrauch im Breiten- bzw. Freizeitsport. »Da werden im Fitnesscenter Mittel verteilt, die oftmals verunreinigt sind und deren Dosierung kein Thema ist«, berichtet er und erzählt von zwei jungen Kraftsportlern, die mit akutem Leberversagen ins Krankenhaus eingeliefert wurden. Die zweite große Problemzone sei der Ausdauerbereich. Auch wisse er von einem 22-jährigen Fußballer, der definitiv Dopingsubstanzen genommen und schwere Herzprobleme bekommen habe. Dies alles sei nicht repräsentativ, doch würden diese Beispiele die großen Gefahren verdeutlichen.

Die Wissenschaft beschäftigt sich gerade deshalb, weil breit angelegte Untersuchungen fehlen (welchem Hobbybodybuilder, der an Herzversagen stirbt, wird schon Steroidmissbrauch als Anfang vom Ende attestiert?), intensiv mit den Auswirkungen von Dopingsubstanzen, wobei nicht nur die physischen Auswirkungen interessieren.

US-Studien unter jungen Athleten ergaben, dass jene, die zu Steroiden greifen, nicht nur erhöhtes Aggressionspotenzial aufweisen, sondern auch vermehrt unter Depressionen leiden sowie vermehrt Selbstmordgedanken hegen – 38 Prozent, was dem siebenfachen Wert von jenen Sportlern entspricht, die sich von anabolen Substanzen fernhalten. Dwain Chambers, ehemaliger Sprinteuropameister aus Großbritannien, gestand freimütig ein, seit seiner Dopingsperre stets mit dem Gedanken an den Freitod gelebt zu haben. »Es war damals eine schwere Zeit für mich. Ich hatte alles und bin dann von der absoluten Spitze ins Bodenlose abgestürzt. Ich hatte meinen Lebensinhalt verloren, meine Freunde, meine Familie, einfach alles.« Ob Chambers wegen seiner aussichtslosen Situation oder wegen der Auswirkungen des Anabolikakonsums den

Suizid in Erwägung zog, sei dahingestellt – Tatsache ist, die Einnahme der verbotenen wie gefährlichen Substanzen war in jedem Fall der Auslöser dafür.

Gezeigt hat sich außerdem, dass Anabolika nicht nur Depressionen auslösen, sondern auch die Gefahr von Alkoholismus erhöhen.

»Blut abnehmen, einlagern, wieder zuführen. Das ist, sarkastisch gesagt, die gesündeste Art, zu dopen«, meint Professor Wolner, der sogar der Behauptung des spanischen Arztes Eufemiano Fuentes durchaus zustimmen könnte: Fuentes, der Dutzenden Topsportlern (die Schätzungen reichen bis zu 150) beim Blutdopen half, hatte gemeint, da er als medizinisch geschulter Spezialist die Athleten gedopt hätte, wären diese vor gesundheitlichen Schäden bewahrt worden. Werden Fuentes und seine Mitstreiter eines Tages gar als Wohltäter ins Geschichtsbuch eingehen? Als Täter, die Schlimmeres verhinderten, indem sie Betrug zwar förderten, gesundheitliche Katastrophen für die Betrüger aber vermeiden konnten? Tatsache ist, wer ohne medizinische Messungen und Betreuungen mit Substanzen und Methoden hantiert, von denen er nur aus Laienmund erfahren hat, begibt sich in große Gefahr.

Vielleicht hätte Laurent Fignon, der einst als Sieger der Tour de France zum Helden wurde, unter fachkundiger medizinischer Betreuung tatsächlich keinen Krebs bekommen. Fignon wusste nur, dass er noch nicht sterben wollte, dass er noch viel zu jung war zum Sterben. Im Jahr 2009 präsentierte der schwer kranke Ex-Sportler sein Buch mit dem Titel, der nicht nur zu seinem Leben passt: »Wir waren jung und sorglos«.

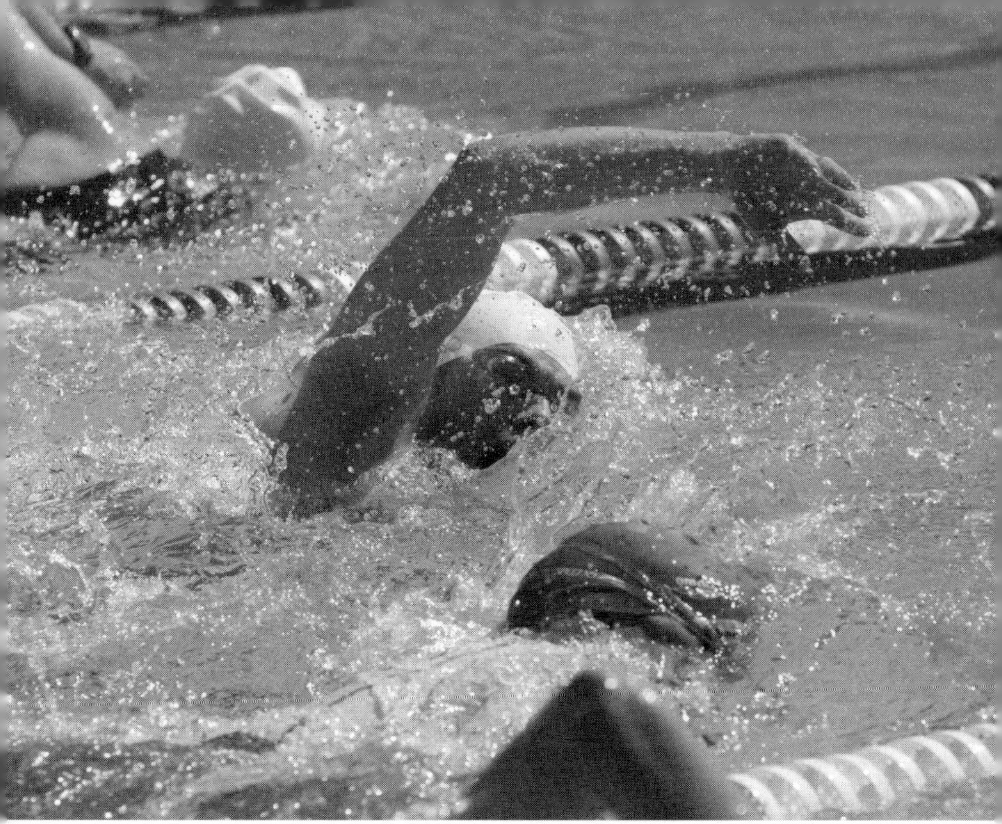

GENETISCHE SPIELE IN SELTSAMEN BAHNEN

Die Schwimmerin

»Wie das geht, bei Großereignissen jeden Tag Vorläufe und Semifinalläufe über drei verschiedene Distanzen zu schwimmen, jedes Mal lächelnd dem Becken zu entsteigen, zwischendurch Medaillen – meist im Rekordtempo – abzuholen und dabei immerfort zu betonen, dass die erzielten Marken längst nicht die besten bleiben werden? Das sind doch die Fragen, die Sie mir stellen wollen?«

Nathalie liebt es polemisch. Vielleicht ist es eine Reaktion der mächtigen Athletin auf die Brutalität und Banalität ihres intensiven Lebens. So viele Jahre hat die junge Frau schon verbracht zwischen Schwimmbecken, Arztterminen (wegen Chlorwasserschäden an den Nasenschleimhäuten samt damit verbundenen, willkommenen Ausnahmeregelungen für Asthmasprays, die die Atemwege erweitern), Fitnesscentern und Flughäfen. So viele Jahre waren es, dass mitunter Daten, Orte und Personen verschwimmen. Die Schwimmerin blickt frech in die Gesichter der Wissenschaftler, die sie hereingebeten haben. Beim Eintreten sieht sie diesen Radfahrer, diesen Sebastian davonschleichen. Was der wohl den Herrschaften verraten haben mag?

Nathalie weiß, was sie erzählen wird. Sie hat nichts zu verbergen. Nicht mehr. Die Zeiten haben sich geändert. Die Lügengebäude sind zusammengefallen. Die Wissenschaftler kommen rasch zum Punkt. Sie wollen viel wissen. Zum Beispiel, was oder wer die Rekordflut im Schwimmsport denn tatsächlich ermöglicht hätte. Kein Großereignis ohne Bestmarken, wer einen Titel gewinnt, bekommt den Eintrag in die Ewigenbestenliste gleich dazu. Wenn auch die Ewigkeit nicht mehr von langer Dauer ist.

»Es ist recht simpel«, sagt Nathalie, »und doch verworren.« Einerseits seien die ständig neu entworfenen Schwimmanzüge an den Quantensprüngen schuld, andererseits gäbe es immer noch großes Potenzial bei Tauchphasen und Wendetechniken. Doch das ist längst nicht alles. »Manchmal braucht man eben eine wirklich gewaltige Rolle vorwärts, um in der breiten Masse an Spitzenathleten nicht unterzugehen.« Wie das funktioniert? »Durch Trainingsoptimierung. Natürlich. Doch in gewissen Bereichen hängt der Sieg auch von anderen Faktoren ab. Wie sonst sollte ein menschlicher Körper all die Rekorde so punktgenau abliefern?« Vor allem in den Phasen, wenn der Körper an seine gefühlte Ausreizung gelangt sei, neige der Mensch dazu, sich verbotener Substanzen zu bedienen, sagt Nathalie.

Im Spitzenbereich seien generell außergewöhnliche Leute unterwegs. Das sei die Grundvoraussetzung und liege also freilich in der Natur der Sache. »Einige gewinnen auch tatsächlich ausschließlich dank Mutter Natur.« Leute, die das richtige Gefühl für das Element haben. Und dann gibt es die vielen anderen, die weniger Begabten, aber Ehrlichen, die ihren Körper ausreizen und danach für sich beanspruchen dürfen, stets fair verloren zu haben.

Es ist, wie es ist. Und es gilt das Beste daraus zu machen. Alles herauszuholen. Und zu regenerieren. Immer wieder dasselbe Spiel. Die Regeneration spielt dabei die wichtigste Rolle. Viel Schlaf allein ist da zu wenig, auch wenn das manch Tausendsassa gern erzählt. Irgendwann, sagt Nathalie, lässt sich ein Trainingsumfang nicht mehr überschreiten. Selbst bei den amerikanischen Wunderschwimmerinnen mit ihren perfekten Möglichkeiten und Betreuern nicht. Mit Wachstumshormon, Insulin, Steroiden könne man manche zusätzliche Trainingsstunde schaffen und die Ruhepausen mühelos verdrängen. »Ich habe mir alle diese Stoffe einverleibt. Es war auch alles leicht zu kriegen. Und es war nicht zu meinem Nachteil.«

Dann fragt sie die routiniert-interessiert blickenden Wissenschaftler: »Verraten Sie mir doch, meine Herren, welche Möglichkeiten Sie den Schwimmern in Aussicht stellen. Wie ist es um uns bestellt? Wie kann man schneller werden im Wasser? Und erzählen

Sie mir ja nicht, die Grenzen seien ausgereizt. Es muss doch noch viel schneller gehen. Gehen Sie doch einmal neben einem Weltmeister am Beckenrand her, dann werden Sie merken, wie langsam sich der Mensch im Wasser fortbewegt.«

Aber Menschen können nicht einfach »Fische« werden. Man kann allerdings vieles versuchen, um die Erkenntnisse über die Fortbewegung von Fischen auf den Menschen zu transponieren: große Hände und Füße, ein langer Rumpf, eine riesige Armspannweite, hypermobile Gelenke und vieles mehr. Sind solche Menschen Zufallstreffer? Manchmal schon, manchmal aber auch Resultat gezielter »Züchtung«. Muss aber nicht sein. Auch Zufallstreffer können gesucht, gefunden, manipuliert werden.

Nathalie erinnert sich. Ihre Eltern waren ebenfalls grandiose Schwimmer, sie selbst war immer sehr lebhaft, manche meinten, sie sei ein hypermotorisches Kind. Was natürlich nicht stimmte, denn Kinder wie sie verfügen nur über einen ausgeprägten Bewegungsdrang, sie haben Spaß am Springen, Klettern, Laufen, Schwimmen und Tauchen, während stundenlanges Sitzen Unbehagen verursacht. Nathalies Bruder hatte schon im Volksschulalter seine Lehrer zur Verzweiflung gebracht. In einer Biologiestunde hatte die Lehrerin den Kindern die Grundregeln der Vererbung erklärt. Nathalie hatte nicht richtig hingehört, da die Erbsen als Beispiele für die Mendel'sche Erblehre nicht auf großes Interesse stießen. Doch plötzlich war da dieses Aha-Erlebnis, als ob jemand einen Schalter umgelegt hätte.

Tatsächlich ist seit mehr als 50 Jahren bekannt, dass Ausdauer-Leistungsfähigkeit zu einem nicht unerheblichen Teil vererbbar ist. Frühere Studien sprachen von einer Vererbbarkeit bis zu 90 Prozent, neue Studien relativierten die dominante Rolle der Gene, so wird für die aerobe Leistungsfähigkeit ein Wert von etwa 25 bis 45 Prozent Vererbbarkeit angenommen.

Die Daten zu diesen Befunden stammten zum überwiegenden

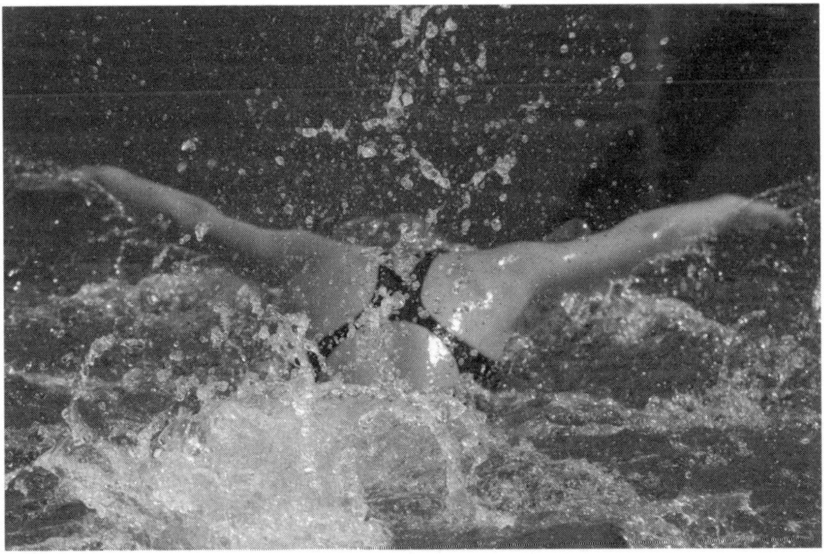

Inwiefern spielen die Gene eine Rolle für Ausdauer und Schnelligkeit? Und wie kann hier von der Wissenschaft »nachgeholfen« werden?

Teil aus Zwillings- oder Familienstudien, die von einer Vererbbarkeit eines bestimmten Merkmals ausgehen, wie zum Beispiel der Trainierbarkeit der aeroben Leistungsfähigkeit. Diese ist umso stärker, je geringer der Unterschied dieses Merkmals innerhalb der Familie im Vergleich zu anderen Probanden ist. Vor allem die Zwillingsstudien beeindrucken – vom alpinen Skisport bis zum Beach-Volleyball erbrachten eineiige Zwillinge hervorragende Leistungen, während bei zweieiigen Zwillingen diese Ausprägung viel weniger deutlich ist.

Zurzeit beschäftigen sich Forscher vermehrt mit der Genetik bzw. mit Genpolymorphismen, Varianten der Gene, die besonders mit der Leistungsfähigkeit im Leistungssport in Zusammenhang stehen. Etwa 200 Gene werden dabei genannt, was heißt, dass nicht nur ein Gen für die Leistungsfähigkeit oder eine bestimmte motorische Ausprägungsform verantwortlich ist, sondern viele Gene mit unterschiedlichen Polymorphismen eine Rolle spielen. Die Fachleute nennen das auch »polygenetisch« und fügen hinzu, dass in dem großen Puzzle »Olympic Athletes – born and/or made?« erst einige wenige Mosaiksteinchen zusammengefügt sind.

Eine besonders interessante Studie wurde an Ratten durchgeführt: Streng nach ihrer Spontanaktivität in eine aktive und eine inaktive Gruppe getrennt, konnte nach sechs Generationen festgestellt werden, dass sich die Ausdauerfähigkeit der aktiven Tiere um 171 Prozent, nach elf Generationen gar um 374 Prozent erhöht hatte. Bei den inaktiven Ratten war sie fast gleich geblieben.

Wenn sich die Erkenntnisse dieses Experiments auch nicht eins zu eins auf den Menschen übertragen lassen, so bestätigen sie doch gewisse Tendenzen wie im Fall von Nathalie und ihren Eltern. Mit derartigen Fragen beschäftigt sich die Kinesiogenetik, die »Family Profilings« erstellt. Nathalie ließ sich unterrichten. Sie fand einen Experten einer privaten Forschungseinrichtung.

Gene und Leistungsfähigkeit

Dr. Polinom, ein freundlicher Wissenschaftler, hatte Erstaunliches zu berichten. Ein Teil des Erfolges liege in den Genen, ein Teil in den Lebensbedingungen, bezogen auf den Sport seien das also Training, Ernährung sowie Umfeldfaktoren. Darüber hinaus spielen sogenannte epigenetische Faktoren eine wesentliche Rolle, was bedeutet, dass bestimmte Umwelteinflüsse die Expression von Genen ändern können, ohne dass deshalb Veränderungen in der DNA der Chromosomen eintreten würden.

Das Sportlergen schlechthin existiere jedenfalls nicht, da sich die Leistungsfähigkeit auch in spezifischen Ausprägungsformen wie zum Beispiel für Sprint oder Langzeitausdauer durch komplexe

Eigenschaften polygenetisch zusammensetze und daher eine Reduktion auf einen einzelnen Faktor nicht möglich sei.

Dann begann Dr. Polinom jene Gene vorzustellen, die für bestimmte Eigenschaften der Leistungsfähigkeit verantwortlich seien, als Erstes die genetischen Varianten für Ausdauerathleten, wobei er Nathalie erklärte, dass sie nähere Details in einem von M. Collins herausgegebenen Buch mit dem Titel »Genetics and Sports« nachlesen könne. Zuvor erwähnte er noch, dass es sich bei diesen »genetischen Varianten« meist um Polymorphismen unterschiedlicher Art handle, um kleine Unterschiede in den beiden Allelen eines Gens, die, je nachdem, ob sie homozygot, heterozygot oder gemischt vorhanden seien, unterschiedliche morphologisch-strukturelle wie funktionelle Eigenschaften nach sich zögen.

Ein bestimmter Polymorphismus im ACE-Gen (ACE: Angiotensin Converting Enzyme) wurde mit der Ausdauerleistungsfähigkeit assoziiert, nämlich das I-Allel. I steht dabei für Insertion einer bestimmten Sequenz, wohingegen diese beim D-Allel (D für Deletion) fehlt. Das Vorhandensein zweier I-Allele wird mit verschiedenen Facetten der Ausdauerleistung in Verbindung gebracht. Dieser Polymorphismus wurde bei britischen Läufern (5.000 Meter plus), bei Weltklasse-Bergsteigern, australischen, kroatischen und russischen Ruderern und spanischen Elite-Ausdauerathleten gefunden. Auch bei den hundert schnellsten Ironman-Triathleten und bei erfolgreichen Marathonläufern ist das I-Allel überrepräsentiert. Russische Mitteldistanzläufer, italienische Olympiateilnehmer in Ausdauersportarten, türkische Ausdauer- und Kraftausdauerathleten und Langdistanzschwimmer verschiedener Nationen weisen diesen Polymorphismus auf.

Der ACE-I- bzw. -II-Genotyp ist assoziiert mit einem erhöhten ST-Faseranteil, höherer maximaler Sauerstoffaufnahme und aerober Trainingsadaptation, verbesserter muskulärer Effizienz, verbesserter Müdigkeitsresistenz, höherer Sauerstoffdurchsatzrate im peripheren Gewebe, höherer aerober Trainingsadaptation, verbesserter ventilatorischer Anpassung bei Hypoxie, höherem kardialen Output und höherer maximaler Leistung bei Athleten.

Nathalie sperrte Augen und Ohren auf. Sie war schwer beeindruckt. Ob dies auch bei ihr gefunden würde und welcher Polymorphismus wohl für sie ausschlaggebend wäre? Doch noch bevor sie diese Fragen stellen konnte, fuhr der Professor mit seinen Ausführungen fort.

Aus den Forschungsergebnissen gehe klar hervor, dass die Polymorphismen nicht nur für die Leistungsfähigkeit, sondern auch für das Kontinuum Gesundheit-Krankheit Bedeutung hätten. So wurden Zusammenhänge gefunden, die nicht nur in präventiver, sondern auch in rehabilitativer Richtung insbesondere für die Erstellung individueller Trainingspläne interessant sind. Es gibt Hinweise, wonach Menschen mit dem II-Polymorphismus, wenn sie einen Herzinfarkt erleiden, besser trainierbar sind, d. h. einen höheren Anstieg der maximalen Sauerstoffaufnahme nach Training erreichen als Menschen mit dem DD-Polymorphismus. Ähnliches wurde bei Patienten festgestellt, bei denen der Einfluss des Trainings auf die Insulinsensitivität der entsprechenden Rezeptoren erforscht wurde. Auch hier gab es die höchste Zunahme der Insulinsensitivität und damit den besten therapeutischen Effekt (da der Blutzuckerspiegel besser reguliert werden kann) bei jenen Menschen, die den II-Polymorphismus besaßen. Andererseits stellte eine Studie fest, dass Menschen mit dem DD-Polymorphismus mit einer höheren Frequenz in jener Gruppe anzutreffen waren, die an einer obstruktiven Kardiomyopathie, die zur Herzinsuffizienz führen kann, erkrankt waren.

Nathalie war sprachlos. Ob die Macht der Gene tatsächlich so groß sei oder ob durch gewisse Umwelteinflüsse Krankheiten doch zu vermeiden wären, wollte sie wissen.

Dr. Polinom erklärte ihr dies am Beispiel der koronaren Herzkrankheit: Wenn Vater und Großvater mit 55 bis 60 einen Infarkt erlitten hätten, sei dies auch in der nächsten Generation durchaus zu erwarten. Regelmäßiges Training, Nikotinkarenz, niedriges Körpergewicht, adäquate Ernährung mit niedrigem Fettanteil, regelmäßige Kontrolle bestimmter Blutwerte sowie des Blutdrucks und konsequente Befolgung der jeweiligen Ratschläge könnten bewirken, dass ein allfälliger Infarkt entweder später auftritt bzw. nach Untersuchung rechtzeitig eine Intervention der entsprechend verengten Herzkranzgefäße möglich ist.

Und dann sagte er einen Satz, der vieles erklären kann: »The genes load the gun, the environment pulls the trigger!« Was nichts anderes heißt, als dass wir mit unseren Genen leben müssen, aber viele Möglichkeiten haben, durch Änderung von Lebensstilfaktoren rechtzeitig bestimmte Risiken zu minimieren bzw. das Auftreten der Konsequenzen von Krankheitsrisiken hinauszuzögern.

Dies sei natürlich auch für den Sport wichtig, da neben der Talentauswahl und der Individualisierung von Trainingsprogrammen auch gesundheitliche Aspekte bzw. Fragen der Gesundheitsstabilität erfasst werden könnten. Wenn genetische Screening-Tests schon bei jugendlichen Sportlern durchgeführt würden, ließen sich jene Varianten feststellen, die für plötzliche Todesfälle im Sport (Sudden Death Syndrome) verantwortlich wären, und die entsprechenden Konsequenzen ziehen. Darüber hinaus sei das genetische Screening in Zukunft auch sehr wichtig, um die Wahrscheinlichkeit der Verletzungshäufigkeit durch leistungssportliches Training voraussagen zu können, bzw. auch in diesen Fällen junge Sportler mit bestimmten Risiken (mit »schlaffem« Bindegewebe) rechtzeitig auf das erhöhte Risiko hinweisen zu können.

Der freundliche Dr. Polinom fuhr fort, dass es viele Gene gäbe, deren Polymorphismus die Ausdauerleistungsfähigkeit beeinflussen könne. Da sowohl die Namen als auch die Funktionsweisen dieser Gene sehr kompliziert seien, wolle er ihr nur die wesentlichen Grundlagen erklären.

Ganz wichtig seien die PPAR-Gene (PPAR: Peroxisom-Proliferator-aktivierter Rezeptor). Diese Gruppe von Genen beeinflussten den oxidativen Stoffwechsel in den Mitochondrien, den »Kraftwerken« der Muskelzelle, und zwar dahingehend, dass verschiedene Veränderungen im Kohlehydrat- und Fettstoffwechsel induziert würden, die die Ausdauerleistungsfähigkeit der Muskelfasern deutlich zunehmen ließen. Bei der Überexpression eines dieser Gen-Subtypen in den Skelettmuskeln transgener Mäuse habe dies unter anderem eine Vermehrung der oxidativen Muskelfasern und eine Steigerung der Ausdauerleistungsfähigkeit von beinahe 100 Prozent bei diesen untrainierten erwachsenen Mäusen bewirkt. Andererseits seien bestimmte Subtypen dieser Gene aber auch für die Thermogenese und die Thermoregulation verantwortlich, was auch Auswirkungen auf den Ruheumsatz von Tieren und Menschen haben dürfte. In diesem Sinne würden auch Einflüsse dieser Gene auf die Entstehung von Übergewicht und Fettleibigkeit sowie anderer Stoffwechselerkrankungen beim Menschen diskutiert.

Diese Gruppe von Genen sei wiederum ein Beispiel dafür, dass deren Funktionen nicht eindimensional gesehen werden können, sondern in Abhängigkeit der verschiedenen Polymorphismen. Es sei nämlich so, dass sie durch den Einfluss von Umweltfaktoren verschiedene Wirkungen haben können, wodurch auch Unterschiede zwischen Genotyp und Phänotyp, die man sogar bei eineiigen und zweieiigen Zwillingen beobachten könne, erklärbar seien.

Schließlich sei ein weiteres Gen zu erwähnen, das VEGF-Gen (VEGF: Vascular Endothelial Growth Factor), von dem sich die Medizin große Fortschritte für Therapien gegen Gefäßverengungen erwarte, das aber ebenfalls für den Sport eine wichtige Bedeutung habe, da die Gefäßneubildung (Angiogenese) ein entscheidendes Phänomen bei der Adaptation an körperliche Belastung darstelle. Je besser die Blutversorgung zu der arbeitenden Muskulatur, je besser die Kapillardichte um die einzelnen Muskelfasern gewährleistet sei, desto mehr Sauerstoff könne aus dem Blut in die arbeitende Skelettmuskulatur zur Energiebereitstellung abgegeben werden. Kein Wunder, sagte Dr. Polinom, dass Polymorphismen dieses Gens in mehreren großen Studien eine Verbesserung der aeroben Leistungsfähigkeit bei Ausdauerathleten gezeigt hätten.

Das ACE-Gen, das schon mit seinem I-Polymorphismus als die Ausdauer beeinflussend besprochen wurde, spielt auch beim Kraftsport eine entscheidende Rolle, da das D-Allel mit einer erhöhten Aktivität bestimmter Regulationsvorgänge im Mineral- und Flüssigkeitshaushalt, aber auch in der Muskulatur im Zusammenhang steht.

Da die zirkulierende ACE-Aktivität signifikant mit der isometrischen und isokinetischen Quadrizeps-Muskel-Kraft korreliert, findet man diesen Polymorphismus vor allem bei Kraftathleten. Es wurden auch größere Trainingseffekte bei Quadrizepstraining, höhere Kraft und größerer Querschnitt des Bizeps und Veränderungen der linksventrikulären Masse bei Trägern dieser Allelzusammensetzung beobachtet. Das D-Allel wurde auch mit erhöhter Ausgangskraft bei Menschen assoziiert.

Das ACTN3-Gen codiert ein wichtiges Protein (alpha-Actinin-3) in der Muskelfaser. Die Produktion dieses Proteins ist jedoch auf die schnellen FT-Fasern begrenzt, die hohe Kräfte bei schnellen Bewegungen erzeugen. Der ACTN3-XX-Genotyp produziert kein Protein, wohingegen der RR-Genotyp vor allem bei Kraftathleten bzw. Sprintern vorkommt. Hochklassige Kraftathleten oder Sprinter (vor allem Frauen) weisen in den meisten Fällen keinen XX-Genotyp auf. Diese Untersuchungen an australischen Kraft-Sprint-

Athleten konnten an finnischen Sprintern, griechischen Leichtathleten, Profifußballern der höchsten spanischen Liga, Kraftathleten aus den Vereinigten Staaten sowie russischen Kraftathleten bestätigt werden. In einer Publikation eines griechischen Wissenschaftlers lässt sich die Bedeutung dieses Gens insofern ablesen, als bei Schulkindern die höhere Frequenz des R-Allels eindeutig mit der Sprintschnelligkeit über 30 Meter korreliert war.

Die These, wonach der Genotyp mit einem funktionsfähigen R-Allel vorteilhaft für Kraft- und Schnelligkeitssportarten ist, wird von Tierversuchen mit Knock-out-Mäusen bestätigt.

Allerdings zeigen Untersuchungen eines anderen griechischen Wissenschaftlers, der in England das »Kenian Runners Institute« leitet, dass diese Daten nicht eins zu eins auf äthiopische oder keniatische Ausdauerathleten übertragbar sind, da bei diesen Gruppen offensichtlich andere Verteilungsmuster dieser Allele des ACTN-3 aufscheinen. Dies war der Punkt, an dem Dr. Polinom hinzufügte, wie wichtig es sei, bei Analysen des Genoms auf die verschiedenen Ethnien Rücksicht zu nehmen, da offensichtlich Unterschiede im genetischen Profil vorhanden seien. Dies beschränke sich im Übrigen nicht nur auf unterschiedliche Polymorphismen, sondern erfasse auch andere Daten, die in der Medizin als diagnostisches Instrumentarium zum Einsatz kämen, wie z. B. das EKG.

Auch die bei der Ausdauer schon erwähnten PPAR-Gene spielen bei Kraftathleten eine Rolle, speziell wegen unterschiedlicher Regulationsprozesse im Hinblick auf den Kohlehydratstoffwechsel und die Insulinsensitivität, sowie ein weiteres Gen, welches die Freisetzung der anaeroben Energiebereitstellung unter Sauerstoffmangel, also beim anaeroben Stoffwechsel beeinflusst.

Gene und Training

Längerfristiges Ausdauertraining resultiert in einer Vielzahl von Anpassungserscheinungen, etwa FT- zu ST-Fasertransformation, größeren Muskelglykogen- und Fettspeichern, höherer Kapillarisierung und mitochondrialer Dichte sowie höherer Resistenz gegen Ermüdung. Doch nicht jeder reagiert gleich auf Trainingsreize, und das Ausmaß der Trainingsadaptation variiert sehr stark zwischen Individuen, es ist sowohl von genetischen Faktoren als auch von Lebensstilfaktoren abhängig. Fast alle Gene, die die Ausdauerleistungsfähigkeit beeinflussen, sind auch Kandidatengene für eine bessere oder schlechtere Anpassung auf Trainingsreize, wodurch man zwischen »fast«- und »slow«-Respondern bzw. zwischen »high«- und »low«-Respondern unterscheidet.

ACE ist auch das am meisten studierte Gen bezüglich Genetik und Training. Montgomery et al. beobachteten eine Verbesserung der Ellbogenflexion mit Gewichten nach einer Trainingsphase bei ACE-II-Genotypen verglichen mit DD. Auch bei Patienten mit koronarer Erkrankung zeigten II-Homozygote eine verbesserte aerobe Leistung als Anpassung auf ein Training. Eine andere Studie zeigte höhere Verbesserungen bei ACE-II-Genotypen auf mittellange aerobe Belastungen, wohingegen ACE-DD-Genotypen größere Leistungszuwächse bei kurzen und höherintensiven Ausdauerbelastungen zeigten, dozierte Dr. Polinom unverdrossen und Nathalie kam sich vor wie in einer Vorlesung.

Adaptation durch Krafttraining beinhaltet eine erhöhte Proteinsynthese über Veränderungen der Transkriptions- und Translationsmechanismen und die Vergrößerung des Muskelfaserquerschnitts und damit verbesserte Kraftfähigkeit. Auch hier kann man interindividuelle Unterschiede in der Trainingsadaptation beobachten. Studien zeigten eine Assoziation zwischen Genotyp-Umwelt-Interaktion und dem Einwiederholungsmaximum, der statischen und konzentrischen Kraft. Die isometrische Kraft und die konzentrische Kraft unterliegen einem moderaten bis hohen genetischen Einfluss, Studien sprechen von einer Vererbbarkeit zwischen 44 und 78 Prozent bei der isometrischen Kraft und von 31 bis 61 Prozent bei der konzentrischen Kraft. Forschungsberichte geben mindestens zehn genetische Marker für den Zusammenhang von Trainingsadaptation der Kraft und genetische Variation auf acht Genen an.

Das ACE Gen wurde auch im Krafttraining extensiv untersucht. Studien zeigen, dass bei Personen mit dem D-Allel größere Kraftzuwächse zu verzeichnen waren. Andere Forscher konnten nachweisen, dass auch leichtes Kraft- und Gehtraining bei älteren Männern und Frauen, die homozygot für DD waren, in einer erhöhten Kraft der Kniestrecker resultierten.

Andere Studien fanden nach einem Training bei Untrainierten eine erhöhte dynamische Maximalkraft und größere Muskelquerschnittsfläche bei D-Allel-Trägern. Andererseits zeigten weitere Studien durchaus kontroversielle Ergebnisse, die wahrscheinlich mit Polymorphismen anderer Gene gemeinsam diskutiert werden müssen, um die jeweiligen beeinflussenden Mechanismen im Zusammenspiel verschiedener Gene für ein bestimmtes Leistungsmerkmal besser verstehen zu können.

Auch für das IGF-1-Gen, das den Insulin-like Growth Factor-1, einen anabol wirksamen Wachstumsfaktor in verschiedenen Geweben des menschlichen Körpers, codiert, wurde ein Polymorphismus nachgewiesen, der in Zusammenhang mit gesteigertem Quadrizepsmuskelkraftzuwachs nach einem Krafttraining steht. Dies gilt auch für viele weitere Gene, die für die Expression und Produktion von Myokinen, also Eiweißstoffen verantwortlich sind, die wiederum Regulationsvorgänge in der Muskulatur bzw. im Stoffwechsel beeinflussen.

Damit hatte Dr. Polinom die Aufzählung der Gene, die für bestimmte Leistungsmerkmale bzw. die Trainierbarkeit verantwortlich sind, beendet. Nun versuchte er Nathalie die wesentlich komplexeren Zusammenhänge in der Interaktion verschiedener Gene bzw. der Interaktion mit der Umwelt näherzubringen. Manche Wissenschaftler halten fest, dass sich heute nicht mehr die Frage stelle, ob eine genetische Komponente für Ausdauer, Kraft bzw. Ausdauer- und Krafttrainierbarkeit verantwortlich ist oder nicht, sondern vielmehr welche Gene dabei involviert sind und über welche Mechanismen die spezifischen Expressionsmuster mit der Bildung der entsprechenden Proteine realisiert werden.

Die Verifizierung dieser Theorie verlange aber umfangreiche Stichproben, um Assoziationen und verschiedene genetische Profile darstellen und interpretieren zu können. Zunächst wurde versucht, den Zusammenhang zwischen zwei, drei oder vier Genen hinsichtlich einer bestimmten Leistungstypisierung darzustellen. So in jener Studie, in der nachgewiesen wurde, dass Rad-Profis mit der Kombination der Gene ACEDD und ACTN-3 RR/RX, also einem für Kraft und anaerobe Leistung günstigen Polymorphismus, eine höhere anaerobe Schwelle (respiratorische Kompensationsschwelle) aufwiesen als die Kombination ACEII + ACTN-3 RXRR. Allerdings waren die Veränderungen an der Schwelle ähnlich jenen, die bei der Gruppe ACEII + ACTN-3XX gefunden wurden. Vielleicht eine Folge von Merkmalsspezivität auf der einen und Kompensationsmöglichkeit auf der anderen Seite.

Bei russischen Ruderern wiederum konnte die Kombination der Polymorphismen von ACE, ACTN-3 und PPARA gefunden werden, worin sie sich von einer Kontrollgruppe untrainierter Menschen unterschieden. Sehr bemerkenswert ist eine Studie von acht Genpolymorphismen bei mehr als 1.550 russischen Athleten und mehr als tausend Kontrollpersonen, in der nachgewiesen werden konnte, dass 66,7 Prozent der Ausdauertrainierten jene Polymorphismen hatten, die als ausdauerrelevant bekannt waren. In der Kontrollgruppe traf man nur auf 18,1 Prozent dieser Allel-Kombinationen.

Dr. Polinom stellte der jungen Athletin zwei Studienbeispiele vor, um ihr einen Einblick in die statistischen Auswertungen der Genomforschung zu geben. Er zitierte zunächst eine Studie aus England, in der versucht wurde, aus der Literatur Assoziationen zwischen 23 genetischen Polymorphismen und der phänotypischen menschlichen Ausdauerleistung zu finden. Unter Verwendung verschiedener mathematischer Modelle fand man heraus, dass nur eine 0,0005-prozentige Chance bestand, dass ein einzelner Athlet die bevorzugte Variante aller 23 Polymorphismen aufweise. Das heißt, dass es extrem unwahrscheinlich ist, dass es weltweit einen Menschen gibt, der das »perfekte polygenetische Profil für Ausdauer« besitzt. Trotzdem, so meinen die Autoren, wird es weiterhin neue Weltrekorde geben, da der Genotyp eben nur eine gewisse Voraussetzung sei und Umwelteinflüsse, insbesondere Fortschritte im Bereich des Trainings, der Regeneration, der Ernährung sowie der Sportgeräte etc. zur Entwicklung der Weltrekorde beitragen. Zudem können regionale und ethnische Faktoren für Variationen in den Frequenzzahlen etlicher Gene verantwortlich sein. Beispielsweise ist der II-Genotyp des ACE/D-Polymorphismus häufiger in einigen Regionen Ozeaniens als in Europa anzutreffen. Die Herausforderung wird sein, die Genprofile von Kenianern und Äthiopiern bzw. Westafrikanern mit denen einer kaukasischen Bevölkerung zu vergleichen.

In einer neuen spanischen Studie wurde bei einem homogenen Kollektiv (spanische Bevölkerung) mit einem anderen mathematischen Modell die Wahrscheinlichkeit eines »optimalen polygenetischen Ausdauerprofils« für sieben genetische Polymorphismen berechnet. Das sogenannte »total genotype score« war bei den Ausdauerathleten höher als in der Vergleichsgruppe und höher, als es für die gesamte spanische Population vorausgesagt werden konnte. Allerdings war auch hier die Wahrscheinlichkeit sehr klein, nämlich etwa 0,07 Prozent (bei sieben Genen), was bedeutet, dass einer von 1.351 spanischen Menschen ein optimales polygenetisches Profil aufwies. Auch in dieser Studie schließen die Autoren mit der Aussage, wonach diese wenigen Polymorphismen kaum imstande sind, die komplexen genetischen Interaktionen zwischen Genen sowie zwischen Genen und Umwelt darzustellen, und darüber hinaus zu berücksichtigen ist, dass andere, vom Genotyp unabhängige Faktoren zum Siegen beitragen.

Nathalie hatte mehr Information erhalten, als sie erwartet hatte. Die zu verarbeiten, würde kein Leichtes sein. Doch sie konnte für sich schon einmal festhalten, dass sie die Möglichkeit hatte, anhand ihres genetischen Profils zu erfahren, wo ihre besonderen genetischen Vorteile lagen und wo gewisse Schwächen bestanden, die durch spezifische Trainings- bzw. Ernährungsmaßnahmen positiv beeinflusst werden konnten.

Zuversicht bemächtigte sich der Schwimmerin. Doch sie wollte mehr. Auch von Verbotenem.

Gefahr Gendoping

Die Suchende fand. Nathalie bekam irgendwann diese heiß begehrte Telefonnummer. Die Nummer von Ernesto. Ernesto war ein Experte in Sachen Gendoping. Keiner wusste, ob er Arzt, Biologe, Trainer oder Sportwissenschaftler war, angeblich hatte er mehrere Studien begonnen, doch keines abgeschlossen. Er hätte rechtzeitig erkannt, hieß es, dass man in seinem speziellen Metier auch ohne Doktorat seinen Weg machen könne. Lehrmeister hatte Ernesto die besten, hörte man. Einen amerikanischen Laborbesitzer, einen spanischen Wunderdoktor, die sich beide dem Dienst am Spitzensport verschrieben hatten, dem Dienst an dessen dunkler Seite. Irgendwann war Ernesto in China untergetaucht. Auch dort ließ es sich fruchtbare Lehrzeiten zubringen.

Das Treffen mit Ernesto verlief unspektakulär. Profis unter sich. Ernesto studierte zunächst die Trainingspläne der letzten fünf Jahre, die sie zu diesem Treffen hatte mitnehmen müssen. Nathalie berichtete von ihren Erfahrungen mit Erythropoietin und Wachstumshormon sowie anderen anabolen Substanzen, die sie zu bestimmten Zeiten des Trainingszyklus eingenommen hatte, um ihre Ausdauer und die muskuläre Leistung zu verbessern, andererseits die Regeneration zwischen den harten Trainingsbelastungen zu beschleunigen. Ernesto fragte sie, was sie über Gendoping wisse. Nathalie antwortete wahrheitsgetreu, dass sie sich mit diesen Möglichkeiten noch nicht beschäftigt habe, da sie bisher »außerhalb ihrer Reichweite« gewesen wären. Ernesto schmunzelte und meinte, dass sie für ihr kalendarisches Alter, ihr Trainingsalter, ihre Leistungsentwicklung und ihren derzeitigen Rekorden geradezu prädestiniert sei mit Gendoping zu beginnen. Ein fürchterliches Wort, dachte die Schwimmerin, da sie schon so viele Gruselgeschichten über das Versagen der Gentherapie in der Medizin gehört hatte. Das stimme auch, meinte Ernesto, allerdings gäbe es verschiedene Arten von Gendoping, wovon vor allem die indirekten Methoden leichter und sicherer im Sport anzuwenden seien. Außerdem beherrsche er noch andere Methoden, bei denen zum Beispiel Stammzellen und Wachstumsfaktoren kombiniert würden.

Nathalie war neugierig geworden. Das Wort »Gen«, erfuhr sie, hatte vor mehr als hundert Jahren, exakt im Jahr 1909, ein dänischer Biologe namens Wilhelm Johannsen der Menschheit geschenkt. Ein derart wesentlicher Baustein sollte einen entsprechend bedeutsamen, also griechischen Namen tragen. Man nennt die Gene auch

Vererbungseinheiten, dabei sind sie eigentlich nicht wirklich zu definieren, da sie ständig in Bewegung sind. Gene sind spezifische DNA-Abschnitte, die die Information zur Herstellung eines Proteins tragen. Ein Gen ist also eine biologische Einheit der Vererbung und enthält den Bauplan für die Herstellung eines Proteins. Manchmal sind Gene aber defekt, wodurch eine verminderte oder vermehrte Herstellung von Proteinen die Folge sein kann. In diesen Fällen versucht die Gentherapie zu helfen, indem diese Gene repariert werden sollen.

Unter »Gentechnik« werden jene Methoden und Verfahren der Biotechnologie zusammengefasst, die auf den Kenntnissen der modernen Molekularbiologie und Genetik beruhen und gezielte Eingriffe in das Erbgut (Genom) und damit in die biochemischen Steuerungsvorgänge bestimmter Lebewesen ermöglichen. Werden diese Techniken benützt, um Krankheiten zu heilen, spricht man in der Medizin von Gentherapie. Dabei wird versucht, das Genom von Zielzellen so zu beeinflussen bzw. zu verändern, dass normale Funktionsabläufe möglich (Blutererkrankung) und entartete gestoppt werden (Karzinomtherapie).

Prinzipiell können therapeutische Gene bzw. Genabschnitte in »somatische« Zellen, also normale Körperzellen, oder in »Keimbahnzellen« (Fortpflanzungszellen, also Ei- oder Samenzelle) eingebracht werden. In den meisten europäischen Ländern ist nur die somatische Genbahntherapie erlaubt, da die andere Möglichkeit, die Keimbahntherapie, zumindest derzeit wissenschaftlich und ethisch nicht vertretbar erscheint; die Risiken in Bezug auf die Weitergabe übertragener Gene bei der weiteren Fortpflanzung sind derzeit nicht absehbar.

Generell kann man bei der Gentherapie eine Methode »in vivo« (lateinisch für »im Lebendigen«) oder »ex vivo« (»in vitro«) unterscheiden. Als In-vivo-Therapie werden jene Prozesse bezeichnet, die im lebendigen Organismus ablaufen, als Ex-vivo-Therapie solche, die in künstlicher Umgebung bzw. außerhalb lebender Organismen stattfinden (»in vitro« – zum Beispiel im Reagenzglas).

Als Beispiel kann eine im Sport potenziell zum Missbrauch führende Möglichkeit der Gentherapie mit Wachstumshormon angeführt werden: Bei der In-vitro-Gentherapie werden per Nadelbiopsie bestimmte Zellen aus Muskel- oder Bindegewebe entnommen und anschließend mit jenem DNA-Konstrukt beladen, das für die Wachstumshormonproduktion verantwortlich ist. Anschließend werden diese Zellen wieder in das ursprüngliche Originalgewebe eingebracht, wo sie über eine bestimmte Zeit körpereigenes Wachstumshormon in einem erhöhten Ausmaß produzieren sollten.

Die Wirksamkeit dieser Methode hängt einerseits davon ab, wie die einem Gewebe entnommenen Zellen in einer Zellkultur überleben bzw. ob und wie sie sich nach der Rückübertragung in den Körper vermehren bzw. tatsächlich exprimieren, also in diesem Beispiel tatsächlich körpereigenes Wachstumshormon produzieren. Wiewohl mit dieser Methode eine gewisse Zielspezifität erreicht wird, kann derzeit nicht genau vorhergesagt werden, ob und wie lange diese Zellen tatsächlich wirksam sind.

Bei der In-vivo-Methode würde jene für die Wachstumshormonproduktion verantwortliche DNA-Sequenz direkt über sogenannte Vektoren (Gen-Fähren) in den Organismus eingebracht, was zum Beispiel per Injektion, inhalativ und auch mittels Elektroporation (Verstärkung über elektrische Impulse) erfolgen kann. Man geht davon aus, dass sich diese Gen-Fähren in den gewünschten Zielzellen einlagern und dort jene Prozesse induzieren, die durch die therapeutische Intervention beabsichtigt sind, in diesem Beispiel eine vermehrte Wachstumshormonproduktion. So einfach diese Methode auf den ersten Blick aussieht, so kompliziert und mit vielen Fragezeichen behaftet ist sie – trotz ungezählter Studien – nach wie vor.

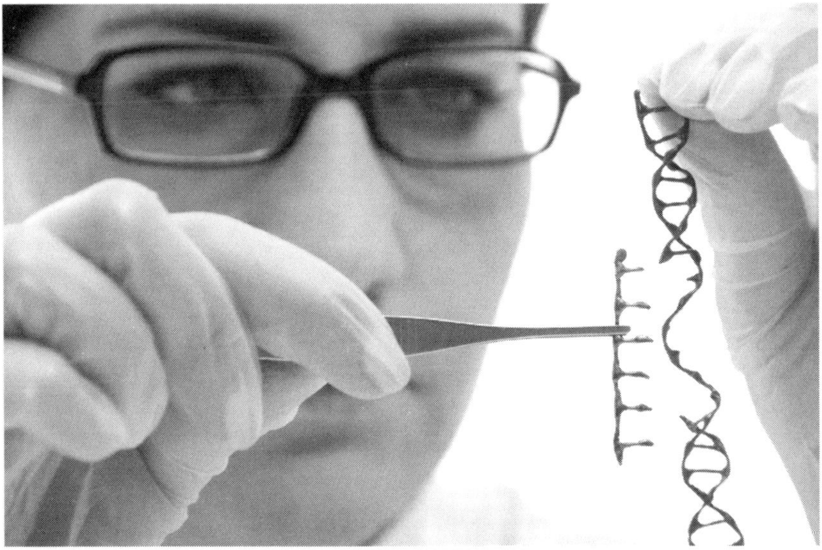

Die Gentechnik ist nach wie vor umstritten. Sie bietet unzählige Chancen für die moderne Medizin, aber auch Risiken.

Eine gentherapeutische Intervention sollte drei Bedingungen erfüllen, einerseits therapeutisch wirksam sein, zweitens gut regulierbar sein, d. h. dass Zeitpunkt und Intensität der Expression entweder bekannt, definierbar oder steuerbar sind, und drittens natürlich ohne unerwünschte Nebenwirkungen vonstattengehen. Alle drei Forderungen sind nach bisherigen Studien nicht im gleichen Maße erfüllbar, sodass sich momentan die Gentherapie noch nicht durchsetzen konnte. Die größten Schwierigkeiten liegen darin, dass die in das Blut injizierten Vektoren schnell verdünnt werden und auf ihrem Weg durch den Körper mit anderen nicht von der jeweiligen Erkrankung betroffenen Zellarten in Kontakt treten können. Das heißt, dass die »Zielspezifität« nach wie vor ein großes Fragezeichen aufwirft, zumal damit Effektivität, Sicherheit und therapeutische Wirksamkeit kombiniert sind.

Je nach Fragestellung bzw. gewünschter therapeutischer Intervention können verschiedene Ansätze bei der Gentherapie unterschieden werden, etwa eine Mutation zu korrigieren oder ein nicht funktionierendes Gen als Ganzes zu ersetzen. Man kann auch versuchen, ein neues Gen in eine Zelle einzuschleusen, ohne das ursprünglich kranke oder zu optimierende Gen zu entfernen. Schließlich gibt es auch die Möglichkeit der sogenannten Genaktivierung, bei der eine Modifikation bzw. ein Ein- und Abschalten der Expression mit zum Teil sehr einfachen (schon jetzt im Handel erhältlichen Substanzen) beeinflusst bzw. erreicht werden kann.

Für die Gentherapie werden üblicherweise entweder virale Vektoren (z. B. Retro- oder Adenoviren) oder Plasmidvektoren verwendet. Plasmide sind kleine, in der Regel ringförmige doppelsträngige DNA-Moleküle, die in Bakterien vorkommen können, allerdings nicht zum Bakterienchromosom zählen. Erfolg und Risiko bei der Verwendung von viralen Vektoren hängen davon ab, inwieweit die Vektoren in spezifische Zellen effizient eindringen können, eine hinreichend starke und zeitlich persistierende Genexpression ermöglichen und keine bzw. möglichst geringe Nebenwirkungen verursachen.

Als virale Vektoren werden gezielt veränderte Virusteile bezeichnet. Um mit einem viralen Vektor genetisches Material in Zielzellen einbringen zu können, wird zunächst die gewünschte DNA-Sequenz in das Genom der Viren integriert. Bei dieser Prozedur werden bestimmte DNA-Teile des viralen Genoms ausgeschaltet, sodass sich diese Viren nicht mehr selbst vermehren können. Mithilfe dieser Vektoren wird dann versucht, in den Zielzellen den defekten Gen-Anteil durch einen gesunden, »normal funktionierenden« Gen-Anteil zu ersetzen.

Seit Jahren werden weltweit Tausende experimentelle Trials (vorwiegend Tierversuche), vorklinische und klinische Studien durchgeführt, um diese Methoden bei Erbkrankheiten (verschiedenen Formen der Muskeldysthrophie, Hämophilie, Mukoviszidose u. a.) bzw. zur Karzinomtherapie einsetzen zu können.

Bis jetzt sind allerdings nur wenige Verfahren klinisch einsetzbar, da einerseits Probleme mit der Beladung von Gen-Fähren durch die Größe des zu beladenden Materials auftreten können, andererseits die Applikation und Zielspezifität bei In-vivo-Methoden noch große Probleme nach sich ziehen. In letzterem Fall können dramatische Nebenwirkungen, insbesondere mit Autoimmunkomplikationen die Folge sein. Darüber hinaus spielt natürlich auch die Lebensdauer der Zielzellen hinsichtlich einer längeren Wirksamkeit der Gentherapie eine entscheidende Rolle. Wenn die Lebensdauer der Wirtszellen relativ kurz ist, müsste theoretisch die Gentherapie in regelmäßigem Abstand wiederholt werden, wodurch das Risiko von Immunreaktionen stark ansteigt. Darüber hinaus muss immer mit der Wahrscheinlichkeit gerechnet werden, dass fremde DNA nicht nur in den Zielzellen, sondern auch an anderen Zellen im Genom integriert wird und schwerwiegende Nebenwirkungen, z. B. Tumorbildung bzw. Tumorwachstum fördert.

Wahrscheinlich ist es aber nur mehr eine Frage der Zeit, bis diese und andere kritische Aspekte bei der Gentherapie in den Griff zu bekommen sind und damit die Gentherapie als klinisch-therapeutisches Verfahren eingesetzt werden kann. Spätestens dann dürfte flächendeckender Missbrauch mehr als nur ein Schreckgespenst sein.

Derzeit, meinte Ernesto, sei die Methode der Wahl für die Schwimmerin die Verbesserung der Gefäßversorgung des Muskels. Es gäbe da einen Wachstumsfaktor, den Vascular Endothelial Growth Factor (VEGF), mit dem das Wachstum von kleinen Blutgefäßen bzw. Kapillaren in der Muskulatur noch zusätzlich zum Training gesteigert werden könne. Die Funktion dieses Faktors bestehe im Allgemeinen darin, jene Zelltypen zu aktivieren, die zur Bildung von Gefäßwänden notwendig seien. Aus vielen Tier-, aber auch aus Humanstudien sei bekannt, dass mit diesem VEGF eine therapeutische Strategie für die Behandlung von schlecht durchbluteten Arealen, sogenannten Ischämien, gefunden werden könne.

Wenn aufgrund einer Verengung oder Verstopfung eines Gefäßes ein Organ nicht mit Blut und daher mit Sauerstoff versorgt werden könne, sterben bei entsprechender Dauer dieser Unterversorgung die Zellen ab (Nekrose), wie es z. B. beim Herzinfarkt vorkomme. Viele Arbeitsgruppen hätten VEGF verwendet (nebenbei noch andere Wachstumsfaktoren) und wären durchaus erfolgreich darin gewesen, die kapillare Versorgung von Geweben zu stimulieren.

Ernesto machte eine Pause, um auch auf die Risiken von VEGF zu verweisen. Schließlich soll später keiner sagen, er hätte von nichts gewusst. Die Gefäßentstehung könne nämlich auch dazu dienen, Tumoren mit Sauerstoff und Nährstoffen zu versorgen und damit ihr Wachstum zu ermöglichen (bei soliden Tumoren ist ein mitwachsendes Kapillarnetz notwendig). Dies sei die Problematik bei der Verwendung von VEGF und anderen angiogenen Wachstumsfaktoren, und Ernesto bestand darauf, dass sich die Schwimmerin vor Beginn einer Therapie nicht nur einer Untersuchung zur Detektion möglicher Tumorherde, sondern auch einer Blutanalyse im Hinblick auf alle bekannten Tumor-Marker bzw. Tumor-Antikörper unterzog.

Dann berichtete er von Krankenhäusern in Asien, wo diese Therapie zusammen mit der Applikation von Stammzellen angewendet würde. Dies sei im Prinzip viel zu komplex, um es näher zu erklären, Nathalie könne sich aber leicht vorstellen, dass diese Wachstumsfaktoren umso besser wirken würden, wenn von Haus aus jene Zellen ins Gefäßsystem eingebracht werden, die die wichtige Innenauskleidung der Gefäße bilden und dadurch die Angiogenese beschleunigen. Im Übrigen hätten diese Arbeitsgruppen auch Erfahrung mit einem weiteren Wachstumsfaktor namens

FGF (Fibroblast Growth Factor), der zusammen mit VEGF vor allem für die Neubildung jener Zellen verantwortlich wäre, die die Stützstruktur für die neu gebildeten Gefäße bilden.

Die Schwimmerin erinnerte sich zurück, wie sie im Jahr zuvor nach allen vorbereitenden Untersuchungen in den Fernen Osten geflogen und genau mit dieser Therapie behandelt worden war. Sie musste dazu einige Wochen in dieser Stadt verbleiben und auch nach einem bestimmten Trainingsplan trainieren, der durch den Wechsel verschieden hochintensiver Belastungen die Gefäßneubildung besonders gut induzieren sollte. Obwohl sie, wie alle Leistungssportler damals, im »ADAMS-Pool« gemeldet war (Sportler müssen regelmäßig ihren Aufenthaltsort bekannt geben), stellte dies kein Problem dar, da die angewandten Methoden bei einer allfälligen Doping-Kontrolle für die WADA nicht nachweisbar waren – im Gegensatz zu den HIF-Inhibitoren.

Die Wirkung war frappant gewesen, Nathalie erfreute sich alsbald deutlicher Steigerungen in der Grundlagenausdauer sowie im Bereich der Kraftausdauer. Sie hatte diese Behandlung noch einmal durchführen lassen, obwohl die Kosten extrem hoch waren. Aber ihre Ausrüsterfirma und vor allem ein potenter Sponsor hatten im Hinblick auf ihre Werbewirksamkeit die Summen zur Verfügung gestellt.

Wundermittel und Weltrekorde

Nathalie und Ernesto blieben in regem Kontakt, was sich als äußerst förderlich herausstellte. Denn der Leistungsexperte hatte für seine treuesten Kunden auch die Spezialitäten parat.

»S 107« heißt das Wundermittel, das in einen sehr sensiblen Bereich eingreift, nämlich in die »periphere muskuläre Ermüdung«. Jede Muskelkontraktion bzw. Konzentrationen einer oder mehrerer

Muskelfasern laufen nach einem äußerst komplizierten Schema ab. Eine Erregung kommt über den motorischen Nerv zu einer motorischen Endplatte (der letzten Synapse zwischen Nerv und Muskel), wo durch einen komplizierten elektrochemischen Prozess die Muskelzelloberfläche ebenfalls wieder in ihrer elektrischen Ladung verändert (depolarisiert) wird. Diese Ladungsveränderung schreitet von der Muskelzelloberfläche weiter in das »Tubulus-System«, worunter man sich kleine Schläuche vorstellen muss, in denen die wichtigen Kalzium-Ionen in einer hohen Konzentration enthalten sind. Werden nun auch diese Tubuli durch den fortschreitenden Reiz depolarisiert, öffnen sich in der Wand dieser Tubuli kleine Kanäle und das Kalzium kann in das Zellplasma austreten, wo es hauptsächlich drei verschiedene Wirkungen entfaltet: erstens eine Bindungsstelle an einem kontraktilen Element (Actin) so freizugeben, dass sich die Köpfchen des anderen kontraktilen Proteins, des Myosins, anlegen können; zweitens ein Enzym zu aktivieren, das die Energiebereitstellung zum Abknicken der Myosinköpfchen und damit die Verkürzung der Muskelfaser ermöglicht; und drittens ein weiteres Enzym zu aktivieren, das den »Brennstoffnachschub«, also den Glykogenabbau reguliert.

Unmittelbar nach der Kontraktion der Muskelfasern werden die Kalzium-Ionen wieder zurück in das Tubulus-System gepumpt und stehen dort für die nächste Kontraktion bereit. Eine Theorie besagt nun: Die periphere Ermüdung, also das Nachlassen der Kontraktionsfähigkeit der Muskulatur, wird durch eine Verlangsamung (Konzentrationsänderung pro Zeiteinheit) dieses Kalziumaus- und -wiedereinstroms in das Tubulus-System hervorgerufen. Eine Beeinträchtigung dieser Funktion war bei Mäusen nach einem intensiven, drei Wochen dauernden, täglichen Schwimmtraining sowie bei Athleten nach drei Tagen täglichen intensiven Radfahrens zu beobachten. Derselbe »Ermüdungsmechanismus« wurde auch bei Tieren mit Herzmuskelinsuffizienz gefunden.

Da dieser Mechanismus für die medizinische Herztherapie natürlich sehr interessant war, beschäftigten sich mehrere Arbeitsgruppen mit der Möglichkeit der Beeinflussung dieses »kalziumabhängigen Funktionssystems« bzw. mit jenen molekularen Mechanismen, die für ein ungestörtes bzw. ein gestörtes (weil ermüdetes) Funktionieren verantwortlich sind. Sie fanden eine bestimmte Substanz, die exprimiert werden muss, um die entscheidenden kalziumdurchlässigen Kanäle zu stabilisieren bzw. um sie dicht und funktionsfähig zu halten. Diese Substanz war »S 107« – eine Substanz zum »indirekten Gendoping«.

Sofort wurde sie in Tierversuchen getestet – mit verblüffenden Resultaten. Im Vergleich zu den erwähnten Vorversuchen waren jene Mäuse, die die Substanz erhalten hatten, nach wie vor leistungsfähig, hatten nach drei Wochen einen geringeren Verlust ihrer Leistungsfähigkeit und die Muskulatur zeigte wesentlich weniger Zeichen von Undichtheit. Insgesamt konnte ein um rund 30 Prozent niedrigerer Ermüdungsindex bei der Muskulatur festgestellt werden. Doch nun kam das wahrhaft Verblüffende: Ähnliche Resultate waren auch bei hochtrainierten Athleten vor und nach maximaler Belastung erzielbar – ein Wundermittel für jene Athleten, die hohe Kraftleistungen bei extrem hoher Bewegungsfrequenz über eine bestimmte Zeit durchhalten sollen, beispielsweise in der Geschwindigkeitserhaltungsphase beim 100-Meter-Lauf zwischen 60 und 100 Metern oder im Schwimmen, wo das Antreten in vielen Disziplinen ein mehrfaches Schwimmen pro Tag in Vor- und Zwischenläufen und Finali mit sich bringt.

Ernesto lächelte, als er bemerkte, wie der Mund der Schwimmerin offen blieb, und berichtete von Gerüchten, wonach bei den letzten Olympischen Spielen mehrere Superstars diese Substanz verwendet hätten. Verwunderlich sei allerdings, dass die WADA diese Substanz, die als »einfaches Protein« leicht nachweisbar sei, bis zum jetzigen Zeitpunkt nicht auf die Doping-Liste gesetzt habe! Nathalie hatte nun endlich auch das letzte Erfolgsgeheimnis gelüftet bekommen. Sie hatte es nun in der Hand, Weltrekorde und Olympiasiege zu schwimmen. So kam es auch und Nathalie badete in Gold und Geld.

Trotzdem ließ die Schwimmerin nicht locker. Nachdem sie sich nun so viel mit Gentherapie bzw. Modulation der Genexpression beschäftigt und an sich erlebt hatte, wollte sie noch weitere Möglichkeiten kennenlernen. Noch einmal traf sie sich mit Ernesto, der ihr von weiteren »Interventionsfeldern« berichtete.

Schon Dr. Polinom hatte die Bereiche der Schmerzausschaltung bzw. der Beeinflussung und Therapie von psychischen Überlastungssymptomen erwähnt. Auch in diesem Forschungsfeld läge es primär im Interesse der Medizin, neue schmerzstillende Therapien bzw. Behandlungsmethoden für verschiedene psychische Erkrankungen zu finden. Dieser Bereich sei sehr kompliziert, aber zumindest ein Beispiel könne er nennen – das SCN9A-Gen, das für die Expression verschiedener Proteine einer Untereinheit eines bestimmten Ionenkanals von Schmerz leitenden Nerven verantwortlich sei.

Experimente haben ergeben, dass Mutationen in diesem Gen dazu führen, dass Betroffene keinerlei Schmerzen empfinden. Ziel dieser Forschungen ist, ein Medikament zu finden, das nur auf diese Subeinheit wirkt, um andere dramatische Nebenwirkungen auszuschließen. Auch in diesem Forschungsbereich wurden bereits Studien durchgeführt und Substanzen gefunden, die eine signifikante Blockade dieser Genexpression nach sich zogen und somit das Schmerzempfinden deutlich reduzierten. Ernesto wusste auch von Studien über ein ganz spezielles Enzym, das bei niedrigem Spiegel zu einer verstärkten Schmerzwahrnehmung beim Menschen führt. Mithilfe von pharmakologischen Substanzen, die bestimmte Rezeptoren in diesem Wahrnehmungssystem blockieren, sollen auch diese Symptome behandelbar sein.

Nathalie warf ein, derartige Manipulationen seien gefährlich, da sie über die maximal tolerierbaren Belastungen hinausführten, indem sie das Schmerzempfinden unterdrückten.

Ernesto nickte. Und fügte hinzu, dass eine weitere Möglichkeit in der Beeinflussung psycho-emotionaler Merkmale, also von Emotionen, insbesondere bei Wettkämpfen liege. Und zwar durch das Enzym Monoaminooxydase (MAO), das unter anderem am Abbau bestimmter Neurotransmitter (Nervenbotenstoffe) beteiligt sei.

Ein bestimmtes Gen, das MAO-A, regelt die Konzentration von Serotonin und Nor-Adrenalin. Von diesem Gen gibt es zwei Polymorphismen, einen aktiven und einen weniger aktiven. Letztgenannter sorgt für eine geringere Konzentration der Monoaminooxydase-A, wodurch auch weniger Serotonin abgebaut wird. Aus bisherigen Studien weiß man, dass Personen auf eine höhere Serotoninkonzentration gewalttätig reagieren. Interessant ist in diesem Zusammenhang, dass vor allem Männer jene genetische Disposition aufweisen, die die Produktion des Enzyms MAO-A zu drosseln imstande ist. Der Grund dafür könnte sein, dass das Gen MAO-A auf dem X-Chromosom liegt und daher bei Männern nur einfach vorkommt. Frauen besitzen es auf beiden Chromosomen, wodurch der Effekt eines weniger aktiven MAO-A-Allels über das zweite ausgeglichen werden kann. Ein Forscherteam vom Kings College in London entdeckte unterschiedliche Reaktionen von Testpersonen auf die beiden Varianten des MAO-A-Gens: Personen, die die hochaktive Variante des Gens trugen, zeigten trotz schlechter Behandlung in der Kindheit später kein ausgeprägtes antisoziales oder überaggressives Verhalten. Bei den weniger aktiven Varianten war das Gegenteil der Fall!

Derzeit sind natürliche und künstliche synthetisierte Stoffe bekannt, die dieses Enzym hemmen und entsprechend Monoaminooxydase-Hemmer (MAO-H) genannt werden. Eine natürliche Substanz dieser Art wird traditionell von verschiedenen südamerikanischen Indianervölkern in der Drogenzubereitung genutzt.

Es werde, dozierte Ernesto, natürlich an Stoffen gearbeitet, die die Genexpression dieses Gens beeinflussten, so wie die von PET-1, einem Gen, das ebenfalls mit Aggression und Ängstlichkeit in Verbindung gebracht werden könne. Schließlich sei er überzeugt, dass verschiedenste Substanzen dieser Art, die oft synthetisiert werden und daher auch nicht nachgewiesen werden können, vielfach bei entscheidenden Wettkämpfen verwendet würden. Er habe das Verhalten diverser Superathleten analysiert und sich darauf einen Reim gemacht.

Gendoping wird seit Beginn des dritten Jahrtausends tatsächlich sukzessive zur Bedrohung, seit 2003 steht es – ohne konkrete Angaben – auf der Verbotsliste der WADA. Direktes Gendoping ist im Prinzip ein gentherapeutischer Eingriff, bei dem die menschliche Erbsubstanz verändert wird, um die sportliche Leistungsfähigkeit zu verbessern. Dabei werden in das Erbgut menschlicher Zellen neue Genabschnitte eingebracht.

Biologe Gottfried Köhler erläutert mehrere Ansätze des Gendopings beim Menschen: »Zellen aus dem Körper herausnehmen, sie genetisch manipulieren, dass sie Epo produzieren. Das funktioniert über einen gewissen Zeitraum. Dann müsste man die Prozedur wiederholen. Oder mit Viren als Fähren operieren. Doch auch hier fehlen die Erfahrungen.« Der Molekularbiologe gibt sich – so wie viele seiner Kollegen – keinen Illusionen hin, der Mensch würde trotz fehlender Erfahrungen und drohender Gefahren die Finger von derartigen Verfahrensweisen lassen.

Die Befürchtungen wurden im Frühjahr 2008 bestätigt. Ein Reporterteam der ARD macht sich im Vorfeld der Olympischen Spiele in Peking auf nach China, um verdeckte Ermittlungen in Sachen Gendoping anzustellen. Die Journalisten werden fündig. Ihre Erkenntnisse präsentieren sie in einer atemberaubenden Dokumentation, die sowohl die WADA als auch Wissenschaftler aufrüttelt. Den Reportern, die sich als Trainer ausgaben, wurde in einem Krankenhaus ein Angebot zur Behandlung mit Nabelschnur-Stammzellen zwecks Leistungssteigerung gemacht – für rund 15.000 Euro.

Gendoping wird das große Problem der nächsten Jahre und Jahrzehnte sein, darin sind sich die Datensammler und die Jäger von Doping-Sündern einig. Beeinflusst werden kann alles – von Ausdauer über Kraft und Koordination bis hin zur Psyche. Studien über Wirkungsweisen oder Nebenwirkungen bzw. Spätfolgen? Gibt es nicht. Ein Vabanquespiel um Leib und Leben. Wer nichts anderes gelernt hat als den Wettkampf, hat nichts zu verlieren. Wer nichts zu verlieren hat, setzt gern alles auf eine Karte.

Wissenschaftler fürchten, Gendoping werde die Dopingkultur revolutionieren, noch bevor wirksame Gentherapien für die Allgemeinheit tauglich gemacht werden können.

Es gab übrigens schon Experimente an Affen, um mittels Genmanipulation die natürliche Epo-Produktion zu steigern. Das Verfahren ist mit moderner Analytik bereits nachweisbar. Für den Affen endete das Experiment tödlich. Das Problem lag darin, dass die Überproduktion nicht mehr abzustellen war. Vielleicht eine Warnung für all jene, die dem Wahnsinn zugetan sind.

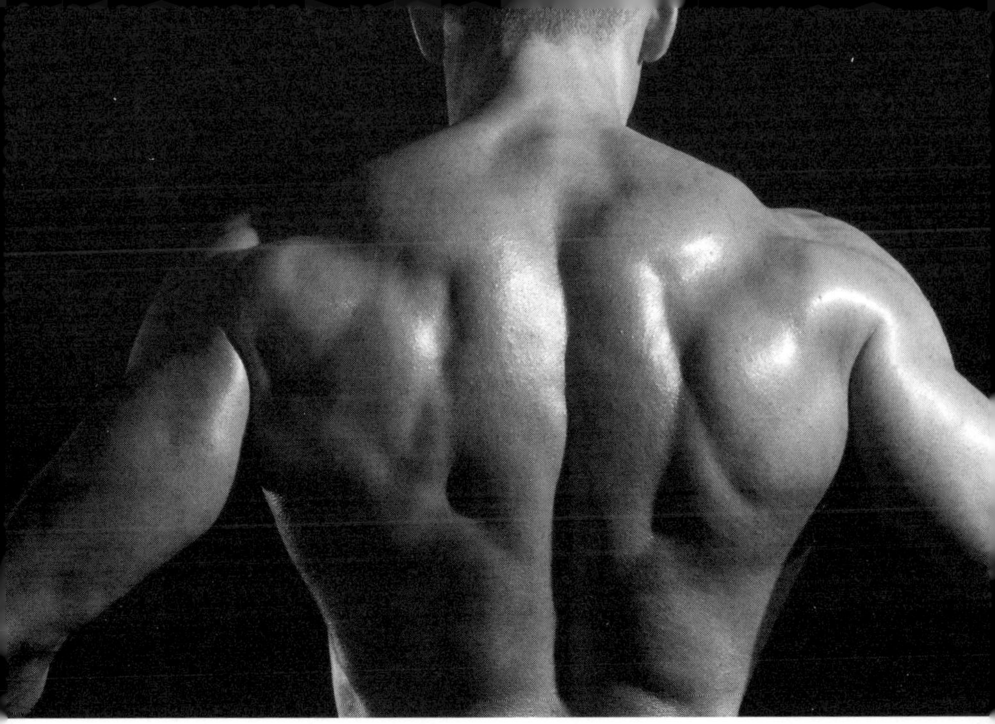

MANPOWER FÜR DIE LIMITBEFREITE GESELLSCHAFT

Jedermann und Herkules

Die Wiesen sind in diesem Jahr besonders saftig. Gelb und grün und blau schimmern die Weiten. Das Idyll nennt sich Malta-Tal und liegt mitten in Kärnten, das von Flachländern als gebirgig eingestuft und tatsächlich erst vom Gebirge umrahmt wird. Ehrfurcht paart sich mit Demut, und andere menschliche Regungen verschwinden wie der Wurm in der Erde neben der Bank, auf der Peter sitzt. Das Lächeln und die Schultern des großen Mannes sind breit wie die Superhelden aus einem Comicheft. Beängstigend schwillt der Nacken, es spannt sich das Hemd, als der breite Mann die mächtigen Unterarme vor der Brust verschränkt.

»Du willst Antworten? Du kannst sie haben. Ich habe nichts zu verbergen, außer meinen Lügen. Aber die lassen wir wohl besser aus.« Peter lacht und dann erzählt er aus seinem Leben, das er lange genug aus dem Chemiekasten gebastelt hat. Was tut man nicht alles, um ein starker und erfolgreicher Mann, ein echter Macho und Macher zu sein! »Alles, um genau zu sein«, sagt Peter. Doch zunächst stellt sich diese Frage noch nicht. Wer jung und unverbraucht ist, entwickelt sich schnell, wenn er es auch will. »Ich kannte Leute, die mussten Hantelstangen nur von Weitem anschielen, und schon schwollen Brust und Bizeps. Beneidenswert. Jeder, der sich irgendwann einmal der Muskelvermehrung verschrieben hat, weiß, was ich meine.« Er selbst, sagt er, zählte nicht zu jenen Selbstversorgern aus dem körpereigenen Bioladen, er habe sich alles doppelt mühsam erheben und erfressen müssen. Die ganzen 110 Kilo, die ihm immerhin mehrere Pokale bei Bodybuilding- und später bei Kraftdreikampf-Regionalmeisterschaften einbrachten.

Als Peter, der Rauchfangkehrer, seine Laufbahn als Eisenbieger begann, wog er stolze 65 Kilo. Zäh, dürr, dafür frei von Kraft. Damals war Peter 17. Gerade mitten in der Lehre. Bodybuilder, sagt Peter, seien damals, in den 1980er- und 1990er-Jahren, hoch im

Kurs gewesen. Am Wirtshaustisch und am Arbeitsplatz, in der Disco und beim Dorffest. Bei der weiblichen Landjugend, was auch nicht unwichtig war, »waren die Muskelburschen ohnehin in der Poleposition. Nur bei den Studentinnen nicht so sehr, aber diese alternativen, faden Tanten waren erstens ohnehin in der Minderheit und zweitens uns damals herzlich egal.«

Diese erdige Logik ringt dem Zuhörer Staunen ab. Peter lacht wieder, blickt in die Spätsommersonne und betont, dass er heute freilich anders denke. Schließlich habe er nach Jahren der Irrfahrten (dem viel geprüften Odysseus gleich, wie er pathetisch einwirft) eine dieser von ihm einst belächelten Alternativen geehelicht und sich mit ihr sogar fortgepflanzt. Seine wilden Jahre, sagt er, habe er hinter sich gelassen wie früher die Familienkombis in seinem aufgemotzten Sportwagen, wenngleich er noch immer mit einer gewissen Sehnsucht von dieser Zeit spricht. Natürlich, fügt er sarkastisch entschuldigend hinzu, sollte er sich für diese Aktivitäten schämen. Schließlich hat er es ja zu etwas gebracht in seinem zweiten Leben, das ihm die angesehene Beschäftigung als Anlageberater bescherte, wo eine dubiose Vergangenheit nicht so recht ins gutbürgerliche Sozialprestige-Gefüge passt. Doch andererseits sei ja nicht alles so schlecht gewesen damals, in den 1980er- und 1990er-Jahren.

Peter hat seine Festplatte sogleich sortiert und die Zeit seiner wundersamen Wachstumsphase sofort wieder vor Augen. »Zehn Kilo an bleibender Substanz in einem halben Jahr waren überhaupt kein Problem. Weil ich gar so abgemagert war, konnte ich zunächst auch ohne diverse Nahrungsergänzungen noch ordentlich zulegen. Nudeln, Steaks und Thunfisch reichten.« Doch irgendwann, erinnert sich der mächtige Mann, habe er seinen Horizont vor sich gehabt. Die Hand am Plafond. Den Meister in sich. Dachte er. Denn dem sich verloren Geglaubten boten sich bald schon hilfreiche Hände – die Wundersames feilboten.

»Am Anfang waren es diese kleinen rosa Pulver. Die bekamen wir im Fitnesscenter. Vom Trainer, von dessen Kunden. Alles Leute, die innerhalb weniger Monate explodierten. Fein.« Ein Freund steht ihm als Mahnmal vor Augen. Der hatte auch von diesen Leuten regelmäßig die Zutaten für seine »Kuren« erhalten. Er hat sich zugrunde gerichtet, der Gute. Ein Herkules von einem Kerl, mit einer Schublade von einem Kinn. »Nicht alles war freilich naturgegeben, aber immerhin die Grundlagen, die hatte er.« Die hat er grundlegend destabilisiert. Der Türsteher strebte eine Karriere als Wrestler an, doch scheiterte er schon an der physischen Hürde, noch bevor er an den technischen Herausforderungen scheitern konnte. Also blieb, um das Ego vor bleibenden Schäden zu bewahren, noch der Weg in die reine Kraftmeierei. Ach ja, diese rosa Tabletten. Der Türöffner zu allen möglichen grandiosen Wucherungen. Alles ging so schnell. Von 70 auf 100 Kilo. Quasi von 0 auf 100. »Ich habe eine Studie im Kopf, wonach rund 25 Prozent aller Fitnesscenter-Besucher mit verbotenen Substanzen zu tun gehabt haben sollen. Da krieg ich einen Anfall, was für eine Hetz. Da können Sie ja gleich eine Umfrage starten mit der Frage: ›Haben Sie jemals etwas gestohlen?‹ oder ›Haben Sie jemals ihre Frau betrogen?‹ Ich sage Ihnen. Die Zahl der Täter ist viel größer, als Sie und Ihre Umfragenfreunde es vermuten. Zumindest im Kraftsportbereich.«

Peter ist außer sich aus lauter Redefreude. Sein Hals schwillt an, er hat längst die obersten Knöpfe seines Hemds geöffnet. Er ist im Reinen mit sich, sagt er. Nachdem er die Pillen abgesetzt hat, ist er nicht mehr in Gefahr, glaubt er.

Es ist eine unendliche Geschichte, an die Peter gerade denkt. Die 1970er-Jahre waren die »Anabolika-Jahre«, in den 1980ern folgte die Testosteron-Ära und schließlich, ab Beginn der 1990er-Jahre, kam die große Zeit des Wachstumshormons. Ab Mitte des Jahrzehnts kamen dann noch Designer-Anabolika hinzu bzw. in den letzten Jahren diverse Rezeptorenblocker wie SARS.

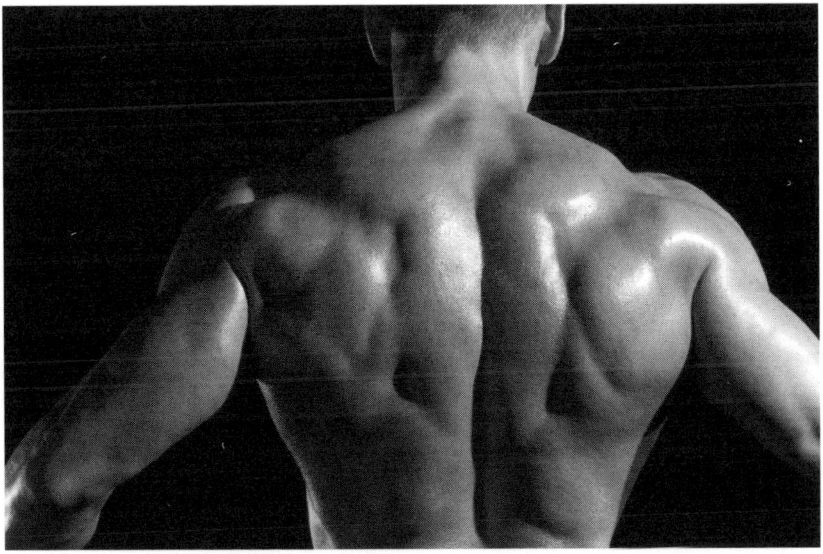

Von Anabolika über Testosteron zu Wachstumshormonen: Der Substanzenmissbrauch ist auch bei Hobby-Bodybuildern ein Problem. Gerade die unkontrollierte Einnahme – die Präparate stammen oft aus dubiosen Quellen – kann schwere Nebenwirkungen auslösen.

Das Spiel war in all diesen Jahren immer dasselbe. Einige Jahre konnte man diese Präparate fast ohne Risiko, entdeckt zu werden, verwenden, dann gab es die neuesten Analysemethoden und die Verwendung wurde immer riskanter. Am einfachsten für die Doping-Behörde war es natürlich in der Zeit der Anabolika, da diese als Fremdsubstanzen leicht nachweisbar waren. Aber auch da halfen Designer-Präparate, die von den bekannten Formen abwichen und daher bei Routine-Checks kaum oder nicht gefunden werden konnten. Bei den körpereigenen Hormonen Testosteron und dem Wachstumshormon war der Nachweis natürlich viel schwieriger, da diese ja im Körper selbst produziert werden, die produzierten Mengen individuell unterschiedlich sind und außerdem in einem

24-Stunden-Rhythmus schwanken. Beim Testosteron verließen sich IOC und WADA damals auf den »Testosteron-Epitestosteron-Quotienten«, ein Verhältnis, bei dem ein bestimmter Grenzwert nicht überschritten werden durfte. Das war natürlich ein Freibrief für all jene Doper, die sich auskannten, da man je nach individueller Verstoffwechselung Testosteron in beachtlichen Dosen injizieren bzw. verabreichen konnte, ohne den besagten Grenzwert zu überschreiten. Es gab Labors, die darauf spezialisiert waren, das sehr kurzfristig zu messen und den Athleten, insbesondere vor Trainingslagern und vor Wettkämpfen, die entsprechenden Informationen zu übermitteln.

Auch der Wachstumshormon-Nachweis ließ lange auf sich warten, auch das ein Freibrief für alle Kraftsport- bzw. auch Ausdauerathleten, die das Wachstumshormon zur Entmüdung, zur Regenerationsbeschleunigung bzw. zum Switch in den anabolen Stoffwechsel verwendeten.

Peter schmunzelt, wenn er an die Wachstumshormon-Ära und deren leicht sichtbare Folgen, die Akromegalie, denkt. Das sind die typischen Gesichter mit den wulstigen Augenbrauen und Kieferknochen und der nach vorne springenden Kinnpartie. Viele Athleten benötigten plötzlich Zahnkorrekturen. Wenn sich die Kiefer durch die Einnahme von Wachstumshormon veränderten, musste natürlich auch die Zahnstellung nachkorrigiert werden. Egal in welcher Sportart, von der Leichtathletik bis zum alpinen Skilauf, überall gab es diese typischen Gesichter. Und meistens war auch ein »Dreitagesbart« zu sehen – um die Akne zu verdecken. Bei Frauen waren diese Veränderungen oft besonders auffällig, vor allem in der Leichtathletik bei Sprinterinnen und Mittelstreckenläuferinnen. Aber auch in anderen Sportarten waren sie anzutreffen, diese Frauen mit den harten, entschlossenen, fast maskulinen Gesichtern.

Peter weiß, wovon er spricht, denn im Lauf seiner Karriere hat er fast alle diese Perioden erlebt und selbst fleißig mitgenascht. Da er sich mit der Materie ausführlich beschäftigte und auch sein Trainer mit diesen Methoden vertraut war, hatten sie ganz spezielle Rezepturen zusammengestellt, je nach Trainingsphase bzw. Vorwettkampf- oder Wettkampfperiode unterschiedlich anabol wirkende Substanzen in unterschiedlichen Dosierungen. Man musste vorsichtig sein, aber wenn man die Halbwertszeiten der einzelnen Präparate kannte und vor allem solche mit sehr kurzen Halbwertszeiten nahm, war das Risiko, entdeckt zu werden, minimal, zumal Dopingkontrollen zwar überfallsartig durchgeführt wurden, aber im Großen und Ganzen nicht auf die jeweiligen Trainingspläne abgestimmt waren. Dadurch ergaben sich auch immer wieder Lücken, vor allem bei Trainingslagern im Ausland, wo man mit höheren Dosen und trotzdem geringerem Risiko arbeiten konnte.

Dann fegte ein neuer Wind durch die Kraftstudios. Begonnen hatte es damit, dass man nicht nur Wachstumshormon, sondern ein weiteres Hormon, das IGF-1 (Insulin-like Growth Factor-1), das in der Leber gebildet wird, verwendete. IGF-1 war zunächst in der Bodybuilder-Szene verbreitet und fand natürlich auch seinen Weg in viele andere Sportarten. Es wirkt ebenfalls anabol, senkt aber im Vergleich zum Wachstumshormon den Blutzuckerspiegel, weshalb es von vielen Athleten gern mit Wachstumshormon kombiniert wurde. Auch Insulin und Schilddrüsenhormone wurden damals verwendet, aber das waren ja noch die »guten alten Zeiten«.

Einige Jahre nach der Jahrtausendwende gelang es einem britischen Forscher, einen ganz speziellen Wachstumsfaktor zu entschlüsseln, der nur in der Muskulatur gebildet wird, wenn diese einer hohen Belastung ausgesetzt war oder elektrostimuliert wurde. Der Name dieses Wachstumsfaktors ist MGF (Mechanical Growth Factor), wobei dieser als eine Splice-Variante des erwähnten IGF-1 bezeichnet werden kann, bei der das Protein aus verschiedenen Bausteinen unterschiedlich zusammengesetzt wird. Aus Tierversuchen wurde bald die überragende Bedeutung von MGF klar. Einerseits war es für Reparaturmechanismen im Muskelgewebe nach hohen, besonders exzentrischen Kraftbelastungen (mit Muskelkater, also Mikroläsionen im muskulären Bindegewebe) verantwortlich, andererseits auch für die Muskelhypertrophie: Wenn man diesen Wachstumsfaktor einer Maus injizierte, ergab sich innerhalb von drei Wochen ein etwa 30-prozentiger Kraftzuwachs. Machte man dasselbe mit IGF-1, gab es diesen Kraftzuwachs zwar auch, aber erst nach acht Wochen. Natürlich war am Anfang nichts über die richtige Dosis bekannt, auch nichts über allfällige Nebenwirkungen – aber das war in der Sportszene nie ein Problem, denn es gibt kaum bessere freiwillige Versuchskaninchen als jene Athleten, die sogar ihren eigenen Tod auf sich nehmen (würden), nur um einmal bei den Olympischen Spielen ganz oben auf dem Stockerl zu stehen. Für die Athleten stellte sich eher die Frage, wie man zu diesem Stoff kam und in welcher Form er zu verabreichen war.

Bis 2008 war es fast unmöglich, MGF offiziell zu erhalten, da es nur in ein oder zwei Labors für Tierexperimente und Studien hergestellt wurde. Umso mehr wuchs der Druck unter den Athleten, es trotzdem zu kriegen, zumal auch Tierversuche publiziert wurden, bei denen eine In-vitro-Gentransfermethode, die schon für Wachstumshormon durchgeführt wurde, auch für MGF erfolgreich zu sein schien.

Was bedeutet das? – Man biopsiert den Muskel, sticht also mit einer Hohlnadel in die Muskulatur, entnimmt eine kleine Menge Muskelgewebe und isoliert bestimmte Muskelzellen. Die Kerne dieser Muskelzellen werden mit jener kleinen DNA-Sequenz »beladen«, die für die Produktion von Wachstumshormon oder eben MGF verantwortlich ist. Anschließend werden diese Zellen gezüchtet und dann wieder in den Muskel injiziert. Dort lebt eine allerdings nur geringe Anzahl dieser so manipulierten Muskelzellen weiter und produziert MGF. Diese Methode bringt beim Menschen eine Vielzahl an Risiken mit sich und erfordert eine ebensolche Vielzahl an Sicherheitsmaßnahmen. Da schien es wesentlich einfacher, MGF herzustellen (»rekombinantes« MGF) und dieses direkt in den Muskel zu spritzen. Gesagt, getan! Das war nicht schwierig, das Hauptproblem bestand darin, dass zwar innerhalb eines Muskels bzw. einer Muskelgruppe eine ganz gute Verteilung gegeben war, im Sport aber natürlich eine Vielzahl von Muskeln notwendig ist und daher auch eine Vielzahl von Muskeln jeweils so behandelt werden musste. Aber was macht man nicht alles, um Erfolg zu haben! Und auch das wird sich demnächst ändern, wenn es möglich sein wird, die Substanz nicht mehr über virale Vektoren, sondern über Plasmide oder andere »Gen-Fähren« risikolos in das Zielgewebe zu bringen. Es wird sogar daran gearbeitet, diesen Wachstumsfaktor so zu »verpacken«, dass auch eine orale Verabreichung möglich wäre.

Wie wirkt dieses MGF? Da muss man zunächst ein wenig ausholen und die Muskulatur näher analysieren. Der Muskel wird auch als »postmitotisches Gewebe« bezeichnet. Das bedeutet, dass nach Abschluss der Embryonalentwicklung weitere Extra-Zellkerne für mögliche Muskelhypertrophie bzw. Reparaturvorgänge des Gewebes von sogenannten Muskel-Satellitenzellen abgeleitet werden müssen, welche in der Peripherie der Muskelfasern gefunden werden. Diese Satellitenzellen sind die Muskel-Stammzellen. Für therapeutische Zwecke gibt es Forschungsansätze, kleine Stücke von Muskelgewebe von Patienten, die beispielsweise an muskulären Dystrophien leiden, zu entnehmen, diese unter Ex-vivo-Bedingungen zu kultivieren und sie dann dem Patienten rückzuinjizieren. Ein weiterer Anwendungsbereich dieser Methode ist die Erhöhung der Masse und Kraft bestimmter Muskeln im Beckenboden, wenn aufgrund verschiedener Erkrankungen eine Inkontinenz besteht. Aus diesen Versuchen resultiert die Erfahrung, dass »zusätzliche

Muskelstammzellen« notwendig sind, um die Muskulatur zu hypertrophieren bzw. die Kraft zu erhöhen, wobei die Prozedur relativ schwierig durchzuführen ist.

Was den Doping-Missbrauch betrifft, ist festzuhalten, dass beim Transfer von muskulären Stammzellen die meisten dieser Stammzellen absterben, wenn sie in das Muskelgewebe reimplantiert werden. Aus dieser Sicht spricht also mehr für die Verwendung bzw. den Missbrauch von MGF, da MGF den Muskelstammzellen-Pool aktiviert und wieder auffüllt, sodass nichts anderes notwendig scheint, als eine adäquate Menge an MGF-Gen-Konstrukt bzw. jenen Peptidteil des MGF-Proteins zu injizieren, der für die initiale Aktivierung und die Vermehrung dieser Stammzellen verantwortlich ist.

MGF gibt somit den Anstoß für eine Hypertrophie des Muskels. Diese Wirkung ist allerdings kurz und dauert maximal zwei Tage, wobei anschließend das IGF-1 eine wesentliche Rolle spielt, weil es bewirkt, dass diese Muskelzellen sich vereinigen, in den »myogenen pathway« eintreten und sich zu »erwachsenen Muskelzellen« umwandeln.

Dazu kommt, dass das ein endogener Vorgang ist, der Muskel also diesen Mechanismus selbst zur Verfügung hat und dieser – in der Rehabilitation wie auch für Dopingzwecke – nur durch zusätzliches MGF verstärkt werden muss. Zudem scheint erwiesen zu sein, dass das zusätzlich injizierte und das endogen gebildete MGF den Muskel nicht verlassen, also innerhalb des Muskelgewebes abgebaut werden, sodass auch ein Nachweis theoretisch unmöglich ist, es sei denn, man biopsiert den Muskel, was aber derzeit und wahrscheinlich in naher Zukunft im Rahmen der Antidoping-Regulation ausgeschlossen ist. Bei der In-vitro-Therapie ist allerdings mehr Vorsicht geboten, da die sogenannten Gen-Fähren Fremdeiweiß darstellen und als solche leicht nachgewiesen werden können, wenn man nach ihnen sucht.

Peter hatte dies natürlich ausprobiert. Etwa 36-mal hatte ihm ein Arzt, zu dem er nach einer fünfstündigen Flugreise noch zwei Stunden mit dem Auto unterwegs war, in die Muskeln gepiekst und ihm die Substanzen injiziert. Die Wirkung war gigantisch: Man konnte nicht nur wesentlich mehr trainieren, man sah den Muskel förmlich wachsen! Paradiesische Zustände für Freunde der Fleischeslust. Allerdings, und das war damals das Problem, die Wirkung hielt nur einige Monate an. Also jedes Mal die gleiche Prozedur. Doch was tut man nicht alles für ein paar Pokale mehr!

Big Player auf dem ewigen Wachstumsmarkt

Der Ermittler der Wiener Polizei erinnert sich noch mit Schaudern an seine unfreiwilligen Besucher im Frühjahr 2009. Handballgroße Abszesse, fahrige Gesten, entgleisende Gesichtszüge. Zerstörte Kinder in Riesengestalt, zerrüttete Existenzen ohne Perspektiven. Wer kümmert sich um diese Menschen, die einem Ideal genügen wollen, Bedeutung erlangen wollen, die ihnen das Leben sonst anscheinend nicht gewähren wollte? Der Ermittler der Polizei hatte diese gestrandeten Gestalten befragt, als Zeugen vernommen, um an jene Hintermänner zu kommen, die für diese Desaster die Stoffe geliefert hatten. Die Hintermänner des Dopings. Männer, die Substanzen verkaufen, von denen keiner wissen will, was sie auslösen, wobei jeder ahnt, dass es sich um nichts Gesundheitsförderndes handeln kann. Egal für jene, die sich so gern dem Selbstbetrug hingeben, die glauben, es bleibe ihnen nichts anderes übrig. Hauptsache, die gefährlichen Helfer aus der Dose und der Spritze erzeugen Berge an Fleisch und Selbstvertrauen für zahllose Siege. Über die Spätfolgen des Missbrauchs von Anabolika, Wachstumshormon und anderen Leckereien erzählen die Männer, die diese verkaufen, nichts. Schließlich schmeißt sich auch niemand die eigene Schaufensterscheibe ein, um seinen Laden geschäftsschädigend zu verwüsten.

Die Ermittler der Sonderkommission Doping, die im Jänner 2009 in Österreich installiert wurde, äußerten sich alsbald zu ihrem investigativen Forschungsfeld. Fazit: Der Spitzensport und seine spektakulären Fälle bildeten nur die Spitze des Eisberges, im Breitensport tun sich geradezu unendliche Weiten auf. »Mehr als 100 Personen wurden bis jetzt vorgeladen, eine Vielzahl davon bereits einvernommen«, berichtete ein Polizeisprecher. Verbotene Substanzen im Wert von 500.000 Euro hat die SoKo bereits in den ersten Monaten ihres Daseins sichergestellt. »Zwei bis drei Büroräume könnte man mit den Mitteln füllen. Bis hinauf an die Decke«, verriet der Ermittler.

Die große Problemzone sei der Kraftsportbereich. Hier existiere ein blühendes Geschäft, vor allem mit Anabolika wie etwa Testosteron. »Das Schlimme daran ist, dass den Leuten das Unrechtsbewusstsein fehlt. Zudem werden die großen Gefahren ignoriert, die die Mittel mit sich bringen.« Der Großteil der Stoffe, die in Österreich illegal vertrieben werden, komme aus dem Osten. »Da handelt es sich oftmals um verunreinigte Präparate. Die Leute vertrauen ihren Händlern, die meist nur über medizinisches Halbwissen verfügen.«

Die Big Player im schmutzigen wie einträglichen Geschäft sind Mafia-Organisationen aus den ehemaligen Sowjetstaaten. Laut WADA laufen rund 20 Prozent des weltweiten Umsatzes im Dopinghandel über Russland bzw. die Nachfolgestaaten der UdSSR. Doch wie auch im weltweiten Wirtschaften naht auch hier der Riese China. Jede zehnte Dopinglieferung in den Westen (USA und Europa) stammt bereits aus dem Olympia-Gastgeberland des Jahres 2008.

Ein tödliches Geschäft. Todsicher für die Anbieter, todbringend für so manchen Kunden. Ein österreichischer Polizeiexperte: »Die

Leute nehmen Mittel, dann wieder andere, um die Nebenwirkungen dieser Mittel zu bekämpfen. Die aber haben wieder Nebenwirkungen. Nicht nur im Bodybuildingsektor, auch im Ausdauerbereich hat sich dank Epo ein großer illegaler Markt etabliert. Das Ganze funktioniert wie ein Drogenring. Da wird mit Decknamen operiert und ein richtiger Markt aufgezogen.«

Studien aus Deutschland bestätigen die Erkenntnisse und Vermutungen der Polizisten. Rund jeder fünfte Freizeitmuskelprotz greift demnach zu verbotenen, vor allem aber gefährlichen Substanzen (im Ausdauerbereich fehlt es noch an entsprechenden Untersuchungen). Die Hauptzielgruppe sind männliche Kraftsportler im Alter von 25 bis 40 Jahren. Teilweise handelt es sich aber schon um 18-Jährige, die ihr Schicksal in die Hand der Dopinghändler legen.

Das Phänomen Doping im Freizeitsport wurde erstmals in den 1980er-Jahren konstatiert. Untersuchungen in den USA und in Kanada förderten die erschreckende Erkenntnis zutage, wonach bereits im Schulsport Anabolika und andere Substanzen zum Einsatz gelangten. Der Grund dafür ist so zynisch wie einfach: In Amerika genießt Sport einen enorm hohen Status und das macht sich bereits im Schul- und Studentenalltag bemerkbar. Dem erhöhten Leistungsprinzip wird auch hier, in der Vorstufe zum professionellen Training, Rechnung getragen.

Das hat sich auch im Freizeit- bzw. Breitensport niedergeschlagen. Seit den 1970er-Jahren kam es zu einer wundersamen Fitnessstudio-Vermehrung, ausgelöst durch den Bodybuilding-Boom, wobei auch die Filmindustrie das ihre dazu beitrug – man erinnere sich nur an die ersten Schwarzenegger-Streifen, mit denen der vormalige mehrfache Mister Olympia seinen Weltruhm begründete.

Der Schwarzhandel mit Steroiden, dem menschlichen Wachstumshormon und ähnlichen verbotenen Stoffen wuchs sich zu einer höchst problematischen Massenbewegung aus. Bis heute hat sich daran nicht viel geändert. Trotz aller Bemühungen, über die Gefahren aufzuklären. Sportmediziner Kurt Moosburger kennt einen Grund dafür: »Es ist kein Problem, weder für den Leistungssportler noch für Otto Normalverbraucher, sich mit anabolen Steroiden und – wer das nötige Kleingeld hat – auch mit Wachstumshormon zu versorgen, sei es auf dem Schwarzmarkt oder auf ärztliches Rezept.«

Die Grenzen der Leistungskraft

Usain Bolt ist *das* Fragezeichen in Menschengestalt. Alle Welt fragt sich, wie dieser Mann derartige Leistungen erbringen kann. Wie kommt es, dass ein Mensch so schnell laufen kann, weit schneller als die Schnellsten aller Zeiten? Der Sprint-Olympiasieger und -Weltmeister liefert Fabulöses. 9,58 über 100 Meter, 19,19 über 200 Meter (beide Rekorde erzielt bei der Weltmeisterschaft 2009 in Berlin). Als damals 23-Jähriger dürften seine Grenzen längst noch nicht erreicht sein.

Die Wissenschaft hat sich des Phänomens natürlich angenommen. Forscher aus Glasgow und von den West Indies untersuchten 200 jamaikanische Athleten und entdeckten bei 70 Prozent das Protein CTN3, das bei der Muskelkontraktion eine wesentliche Rolle spielt, was wiederum Voraussetzung für atemberaubendes Tempo ist. Im Vergleich dazu verfügten lediglich 30 Prozent der australischen Sportler über das spezielle Protein.

Sportmediziner verweisen zudem auf eine Theorie für die genetischen Vorzüge, die auf einem traurigen sozialen Hintergrund basiert, der Sklaverei. Die aus Afrika verschleppten Menschen wurden wegen ihrer Kondition und Widerstandsfähigkeit ausgesucht. Und tatsächlich stammen 91 Prozent der Jamaikaner von afrikanischen Sklaven ab. Auch die ehemaligen Sprint-Olympiasieger

Ben Johnson (1988), Linford Christie (1992) und Donovan Bailey (1996) sind wie Usain Bolt gebürtige Jamaikaner.

Ernst Wolner kann dieser Theorie einiges abgewinnen: »Die Jamaikaner haben offenbar eine Art ›Sklavengen‹, wenn man das so sagen will. Ähnlich spezielle Gene haben gewisse Stämme im afrikanischen Hochland, allerdings im Ausdauerbereich.« Der Mediziner spinnt die Gedanken in die Zukunft weiter: »Wäre ich 20 und ein begabter Läufer, könnte man mir vielleicht ein entsprechendes Gen einpflanzen, das würde genetische Chancengleichheit bedeuten. Ich traue mich nicht zu sagen, wie da die Wissenschaft fortschreiten wird, aber denkbar wäre es. Das Wesen der Forschung ist, dass die Wege zum Ziel verschlungen sind. Das Ergebnis ist nicht vorhersehbar. Sonst bräuchte man nicht zu forschen. Ob genetische Gleichheit überhaupt interessant wäre, das ist die Frage.«

Wo aber liegen tatsächlich die Grenzen? Und wo liegen die größten Potenziale im Bereich der Leistungsdiagnostik?

Sportmediziner Kurt Moosburger sieht die Trainingswissenschaft als weitgehend ausgereizt, »es werden zwar immer wieder neue bzw. vermeintlich neue Trainingsmethoden ersonnen und propagiert, aber ob diese auch den etablierten, empirisch fundierten Methoden überlegen sind, ist fraglich – vor allem, was das Krafttraining betrifft. Im Ausdauertraining geht man heute eher in die Richtung Qualität vor Quantität, und das ist vernünftig. Heute verkürzt man die Belastungsdauer. Man darf nicht vergessen, dass auch extensive Belastungen, wenn sie sehr lange erfolgen, einer entsprechend langen Regeneration bedürfen.«

Der Regeneration kommt eine große Bedeutung zu in der Trainingslehre. Je rascher regeneriert wird, desto früher kann der nächste Belastungsreiz gesetzt werden. »Die Regeneration ist eine komplexe Angelegenheit, die mehrere funktionelle Systeme umfasst. Die Kunst dabei ist, das optimale Timing für die Trainingseinheiten in Verbindung mit den optimalen Belastungsintensitäten zu finden.«

Weil die Regeneration so wichtig ist, machen sich Sportler mitunter gewisse unredliche Methoden zunutze, wenn sie glauben gewinnen zu müssen. Die Regeneration wird durch Mittel beschleunigt, »die natürlich auf der Verbotsliste der WADA stehen: Wachstumshormon, Testosteron und Insulin. Bereits geringe Dosen zeigen im Ausdauersport große Wirkung. Im Kraftsport kommen weitaus höhere Dosen zur Anwendung, erst recht im Bodybuilding. Aber das möchte ich nicht im Kontext mit Leistungssport wissen, denn Bodybuilding ist keine Sportart, sondern vielmehr eine Zwangsstörung, geprägt von Narzissmus und Muskeldysmorphie«, erklärt Moosburger, der im Ausdauerbereich keine neuen Trends ortet, außer jenem, wonach der Laktatbestimmung nicht mehr die Bedeutung früherer Tage beigemessen werde, was völlig zu Recht geschehe, da es oft zu fehlerhaften Interpretationen der Laktatwerte komme und es auch keinen wissenschaftlich fundierten Beweis gebe, dass ein laktatgesteuertes Training zu einem besseren Ergebnis führt, sprich zu einer höheren Leistungsfähigkeit.

Die Grenzen der Schaffenskraft der menschlichen Physis bereiten Sportmedizinern spannende Stunden. Kurt Moosburger überlegt und kommt zu folgenden Erkenntnissen, was die Klassiker betrifft: »Im Marathon spricht man von einer Zweistundengrenze. Im 100-Meter-Sprint hat uns Usain Bolt gezeigt, wie sehr der bekannte Ausspruch Gültigkeit hat, wonach man zum Sprinter geboren sein muss.« Und welche Rolle spielt Doping? »Unter Insidern hat es immer geheißen, dass man clean nicht unter zehn Sekunden laufen kann. Ich bin mittlerweile ziemlich desillusioniert. Wer glaubt, dass der Marathonlauf ›sauberer‹ ist als der Radsport, ist naiv. Und im Sprint ist es unwahrscheinlich, dass es im Weltklassebereich jemanden gibt, der wirklich nur aufgrund seiner Genetik und seines Schnelligkeitstrainings schnell ist. Es ist mit Sicherheit so, dass alle im gleichen Boot sitzen. Dabei darf man aber nicht den Fehler machen, die Leistungen der Athleten nur auf unterstützende Mittel zu reduzieren – man sollte immer bedenken, was die Sportler im Training leisten. Nehmen wir etwa die Radprofis, die bei jedem Wetter stundenlang im Sattel sitzen.«

Auch die Leistungen von Michael Phelps, der bei den Olympischen Spielen in Peking in acht Bewerben antrat und ebenso viele gewann, erregten die Gemüter. Ist der Mann ein Fisch, ein Genie, trainiert er anders oder hat er gar zu all seinem Können auch zu zweifelhaften Methoden gegriffen? Und warum gibt es just im Schwimmsport derart viele Weltrekorde in den letzten Jahren?

»Die Flut an Weltrekorden ist großteils den Ganzkörperanzügen zuzuschreiben – und Michael Phelps? Er ist zweifellos von seinem Körperbau bzw. seiner Biomechanik ein geborener Schwimmer. Wenn noch die entsprechenden motorischen Fähigkeiten dazukommen, allen voran eine hohe Sauerstoffaufnahmefähigkeit, dann ergibt dies eine Ausnahmeerscheinung. Trotzdem lege ich auch für ihn nicht die Hand ins Feuer, dass seine Leistungsfähigkeit nur auf Genetik und Training beruht.«

Gigant Gehirn

Muskelberge, Trainingssteuerung, neue Reize, alte Methoden, Medikamente schlucken und Kilometer fressen. Schlagworte im Alltag der Spitzensportler. Alles wird der Frage untergeordnet, wie lassen sich Leistungsgrenzen überschreiten, welche Rekorde lassen sich noch brechen?

Oft wird bei alldem ein ganz wesentlicher Kraftspender vergessen oder als nebensächlich abgetan. Das Gehirn, für Wissenschaftler eine Blackbox, in der noch viel Ungeahntes und Faszinierendes schlummert.

Das Gehirn ist mehr als nur ein Bündel aus Nervenzellen. Es gibt ein Ganzes, das sich nicht von der einzelnen Zelle her erklären lässt, erklären Neurologen.

Das menschliche Gehirn, das über etwa 100 Milliarden Nervenzellen (Neuronen), die durch rund 100 Billionen Synapsen eng miteinander verbunden sind, verfügt, ist ein Energieproduzent. Über den Umweg der Wahrnehmung wird in ihm Energie freigesetzt. Das Gehirn besteht im Grunde aus dem Stammhirn (der älteste Teil wird auch Reptiliengehirn genannt und garantiert unser Überleben; von hier aus werden Atmung, Blutkreislauf, Stoffwechsel und Herzschlag gesteuert), dem limbischen System (nimmt Einfluss auf emotionale Bewertungen und Sinneserfahrungen; die dort ansässige Amygdala ist der Hauptsitz der Angst) und dem Neokortex (das Großhirn stellt den Sitz des Ichs dar, es verfügt u. a. über die Frontallappen, die als linke und rechte Gehirnhälfte bezeichnet werden).

Der Wiener Hirnforscher Gerhard Eggetsberger hat schon viele Sportler betreut. In seinen Anfängen auch gedopte Sportler, auch aus der DDR. »Wir wollten unbedingt wissen, wie diese Leute gepolt sind.«

Die Macht des Gehirns ist eine Gewalt, die mehr bewerkstelligen kann als alle noch so ausgeklügelten Spritzen- und Pillenkuren, sagt er. Im Extremfall heißt die mentale Behandlung Hypnose. »Hypnose ist besser als alles Doping der Welt. Dabei greift der betroffene Mensch noch einmal auf 30 bis 80 Prozent an Leistungskraft zurück«, erläutert der Forscher, der auf Experimente verweist, die nicht immer gut ausgehen müssen. Einmal testete man einen Gewichtheber. Er wurde hypnotisiert, ging über die Grenzen hinaus und erlitt einen Sehnenriss.

Auch von kanadischen Betreuern weiß der Hirnforscher zu berichten, die ihren Schwimmern suggerierten, der Weiße Hai sei hinter ihnen her. »Das Ergebnis war: Die konnten dann zwar schnell schwimmen, sie schwammen quasi um ihr Leben, aber durch den enormen Stress, dem sie durch die Todesangst ausgesetzt waren, bestand auch die Gefahr, einen Herzinfarkt zu erleiden.«

Ernst Wolner, der Herzspezialist, berichtet von Beobachtungen an Hubschrauberpiloten im Vietnamkrieg, die auffallend häufig Herzattacken erlitten. »Das konnte man auf den Stress zurückführen, der in den Ausnahmesituationen zum Tragen kam. Diese Extremsituationen können, wie man heute weiß, folgenschwere Auswirkungen auf das Herz haben.«

Tennisprofi Alexander Antonitsch war einer der Ersten von mehr als 100 Athleten, die der promovierte Biologe Gerhard Eggetsberger betreute. Auch Skifahrer, Eishockeyspieler und Rennfahrer aus der Formel 1 begaben sich in die Obhut des Mentalisten, um Blockaden zu beseitigen. Die Sportler wie auch Shaolinmönche (Extremisten sind die besten Versuchskaninchen) waren die ersten Untersuchungsobjekte von Gerhard Eggetsberger, über 30 Jahre Erfahrung später hat der Forscher seine Schlüsse gezogen. »Ich verstehe immer noch nicht, warum Trainer nicht auf diese Möglichkeiten zurückgreifen, warum sie nicht ihre Athleten messen lassen. Nicht jeder reagiert auf aggressives Zurufen gleich. Das ist je nach Stresstyp verschieden.« Einer reagiert mit Verkrampfung, beim anderen kann ein brutaler Weckruf wiederum Wunder bewirken. »Welchen Nerventyp habe ich da vor mir? Das ist eine wesentliche Frage. Den einen kann ich anschreien und fördere ihn damit, zum anderen muss ich lieb sein, sonst schaltet er komplett ab und wird noch schlechter. Wenn ich aber den richtigen Ton für den jeweiligen Typ finde, kann ich sehr viel Positives bewegen.«

Die Meinungen über die Potenziale des Gehirns im Bereich Spitzensport gehen auseinander. Sportmediziner Kurt Moosburger etwa glaubt nicht an die ungeahnten Möglichkeiten. »Eine starke Psyche und mentale Stärke ermöglichen zweifellos, das vorhande-

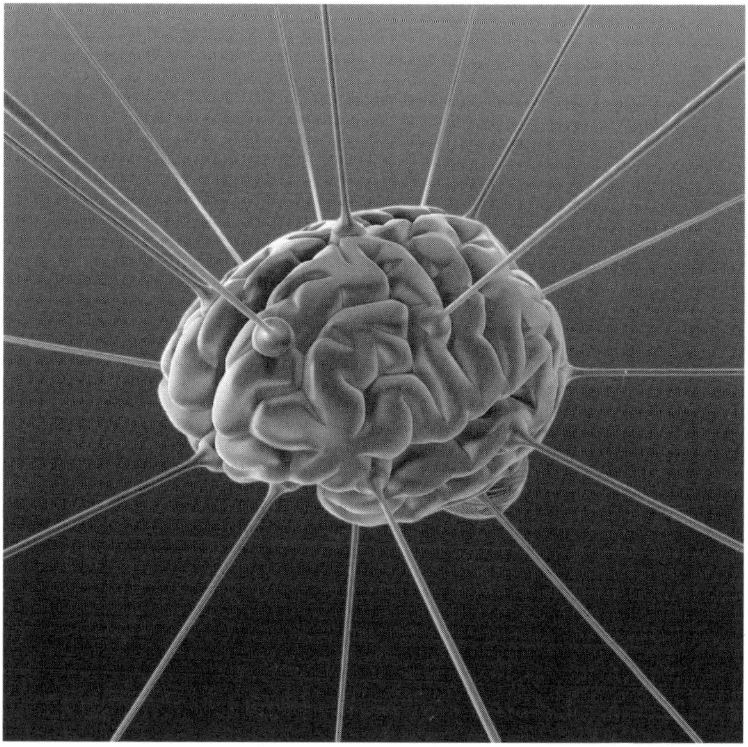

Die Bedeutung des Gehirns – und damit der mentale Aspekt – kann im Leistungssport nicht hoch genug eingeschätzt werden.

ne physische Potenzial auszuschöpfen, aber darüber hinaus sollte man sich keine Wunderdinge erwarten. Wer bereits mental stark ist, wird von einem mentalen Training kaum profitieren, wer in diesem Bereich Defizite aufweist, sehr wohl – aber eine höhere als die Leistung abzurufen, die durch Genetik und Training möglich ist, wird nicht machbar sein. Die Psyche kann autonom geschützte Reserven nicht anzapfen, gewisse Dopingmittel hingegen schon – und das ist gefährlich, weil vital gefährdend.«

Gerhard Eggetsberger hingegen mobilisiert und bearbeitet unermüdlich das Unbewusste im Menschen. »Das Unbewusste arbeitet nicht im Hier und Jetzt«, sagt der Wissenschaftler. Versagensängsten und Selbstzweifeln würde durch *Mind Morphing*, wie Eggetsberger seine Methode, in das Unterbewusstsein vorzudringen, nennt, das Fundament entzogen. Dabei werden mittels CDs (via Kopfhörer) Botschaften gesendet. »Es war eine sehr lange Lernphase. Doch irgendwann hatten wir die richtige Lautstärke gefunden, damit die Botschaften erst im Unterbewusstsein entschlüsselt werden können.« Die Nachrichten sind für das Ohr nicht verständlich – der Proband vernimmt lediglich laute Töne. Erst auf der »Festplatte« des Unterbewusstseins werden die Dateien »ausgepackt«. Nun können sich die Wirkungen der jeweiligen Botschaften ungehindert entfalten. Denn nun steht auch das hinterfragende Bewusstsein nicht im Weg. Eine Art Geheimgang ins Ich tut sich auf und eröffnet völlig neue Möglichkeiten.

Gerhard Eggetsberger arbeitet mit dem Gesundheitsministerium zusammen, mit großen Unternehmen und Versicherungen, für Manager, Schulkinder, Hausfrauen, Künstler, Spitzensportler. Bei Letzteren zählt vor allem die Behebung von Blockaden, die den Athletenkörper am Siegen hindern. Dann läuft es sich viel leichter, schneller, weil ohne überflüssigen Ballast.

Im Prinzip ist das vorrangige Ziel die Herstellung des Gleichgewichts der Gehirnhälften. Die Ausgeglichenheit schafft die ideale Form für Entspannung und Leistung. Wer gehirntechnisch eher rechtslastig gepolt ist, neigt zu Emotionalität und Kreativität. Der Linkslastige hingegen ist eher Logik-orientiert. Welches Programm, welche Botschaften sozusagen verschrieben werden, hängt von der Problemstellung und vom Hirnfeld ab. Eine Messung mit Biofeedbackmaschinen ist also Voraussetzung für ein weiteres Vorgehen bis hinein ins Unterbewusste.

Schulen sind das bevorzugte Einsatzgebiet von Gerhard Eggetsberger und seinem Team – je früher das innere Gleichgewicht erzielt wird, desto besser. »Und im Prinzip ist die Situation bei Schülern nicht anders als bei Spitzensportlern. Da wie dort geht es um Prüfungsstress und Versagensängste. Und letztlich um die Leistung, an der sie alle gemessen werden. In Resultaten. Bei Schularbeiten oder Wettkämpfen.«

Und nicht immer werden jene zu Siegern, von denen man es im Kindesalter erwartet hätte. Chip Brooks, Direktor der berühmten Tennisakademie von Nick Bollettieri in Florida, kann dazu eine nette Anekdote erzählen. Seit 1974 arbeitet er mit dem ehemaligen Ausbildner der Marines Nick Bollettieri zusammen, um Tennisstars zu formen. Er kann auf Beachtliches zurückblicken. Unerwartetes. »Who knows«, sagt er heute und zuckt mit den Schultern, wenn er danach gefragt wird, ob er einem Talent die große Karriere prophezeien könne.

Er schweift ab ins Jahr 1983. Ein denkwürdiges Jahr, im Nachhinein betrachtet. Talentierte Jugendliche gab es zu betreuen. Zwei von ihnen waren besonders hoffnungsfroh. »Von ihnen«, sagt er, »hat man erwartet, sie würden in einigen Jahren das Welttennis dominieren. Sie waren mit Abstand die Besten der Gruppe. Doch just aus ihnen wurde nichts. Dafür aus zwei anderen, die im Alter von 12 und 13 noch hinterherhinkten. Das waren Andre Agassi und Jim Courier.« Beide schafften es zur Nummer eins der Tenniswelt, im Jugendalter hätte wohl keiner auf sie gesetzt. »Dann aber waren sie auf und davon. Warum? Sie haben sich nur auf ihr großes Ziel konzentriert, im Profibusiness groß rauszukommen, und alles andere rundherum haben sie weitgehend ausgeblendet, wogegen die zwei anderen Talente, von denen wir gedacht hatten, sie würden ganz groß rauskommen, verschwunden sind. Sie wurden erfolgreiche Geschäftsleute. Aber im Tennis waren sie weg vom Fenster.«

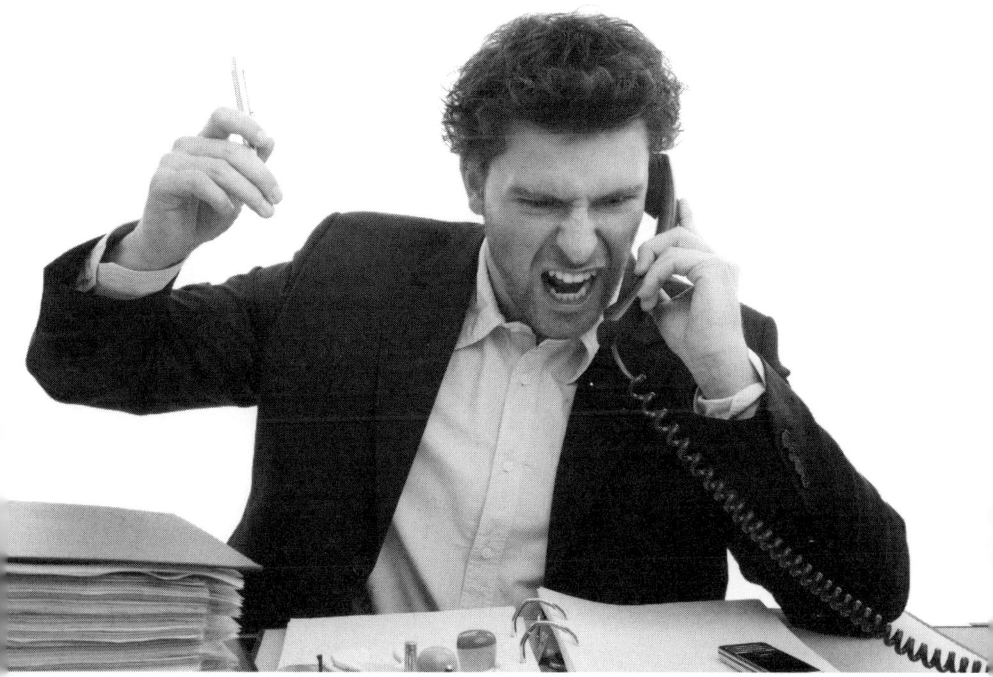

DIE VERTREIBUNG AUS DEM PILLENPARADIES

Der Manager

Eine lange Nacht braucht kurze Nachbereitung. In welchem Bett liege ich schnell noch mal? Ach ja, doch im eigenen, sehr zur allgemeinen Abwechslung. Daheim ist es eben doch am schönsten. Dennoch lässt es nicht mehr Spielraum für die Notwendigkeiten des Tages. Das Frühstück ist schnell erledigt. Eine Vitamintablette, das muss reichen. Eine Banane zu schälen kostet wertvolle Sekunden. Die Gedanken sind Cocktail-verhangen und sortieren das nächtliche Geschehen, das sich langsam zu einem Ganzen formt. Noch eine Voltarentablette, eine von diesen rezeptpflichtigen knallharten Schmerzhemmern, die man beim Apotheker glücklicherweise auch unter der Hand bekommt, wenn man mit ihm ab und zu einen köstlichen Roten verkostet. Verdammt, der letzte Drink war wohl doch mit schlechtem Fusel versetzt, verklagen sollte man diese Möchtegern-Nobelbarbesitzer. Keine Zeit für weitere Gedanken.

Rein in den Anzug, rein in den Aufzug, rein in den Porsche, raus in den Dschungel, zum täglichen Überlebenskampf um Zahlen und Anerkennung.

12.00 Uhr. Ein Termin, ein Essen. Rasch hinunter damit, Nahrungsaufnahme ist wie das Betanken der Karosse. Notwendiges Übel, das Zeit kostet, während die anderen vorbeirasen und Zeit gewinnen. Die Müdigkeit kommt wie der Abwurf beim Rodeo. Irgendwann sicher. Also ein Muntermacher. Kein Problem, weil leicht und gleich zur Hand. Wenn der Abend einmal nicht lange werden sollte und die Probleme die Gedanken und den Körper im Bett hin und her wälzen, liegt auf dem Nachtkästchen gleich neben dem neuesten Wie-werde-ich-möglichst-schnell-reich-Ratgeber eine Packung mit Entspannungshilfen. Flucht ins Reich der Träume, am besten ins Reich ohne Träume, weil die auch nur wieder Eindrücke hinterlassen, die es zu verarbeiten gilt. Dabei gibt es im realen Leben auch so schon verdammt viel zu arbeiten. Eigentlich sollte ich Ausdauersport treiben, statt ab und zu ein paar Hanteln zu stemmen. Auch die Ernährungsgewohnheiten möge ich überdenken, hat der Arzt gemeint, zumal die Cholesterinwerte und der Blutdruck schon bessere Tage erlebt hätten. Fettarme Ernährung, Mineralwasser statt Cocktails und Cola, weniger Kaffee, na ja, immerhin habe ich das Rauchen aufgegeben – beinahe jedenfalls. Doch andererseits, was soll denn das für ein Leben sein, so ganz ohne Lebenshilfen und Lebenslügen? Wer den Ansprüchen eines Erfolgsmanagers genügen will, der kann nicht von Brot allein leben. Man entzieht ja schließlich dem Maler auch nicht seinen Rotwein, dem Rocksänger nicht sein Bier und wenn ein großer Literat mal einen Joint für seine kreative Phase heran- oder sich eine feine Straße reinzieht, wird darüber der Mantel des Verständnisses gebreitet. Nur die wirklichen Leistungsträger der Gesellschaft, die all diese schöngeistigen Auswüchse erst ermöglichen durch ihr Schaffen und Schuften, sollen nüchtern wie die Roboter ihre Tage fristen?

In der Stressspirale

Die Kabel schlingen sich bedrohlich um den Kopf des Delinquenten, der sich als solcher fühlt, freilich aber keiner ist. Der Stuhl, auf dem er sitzt, hat zwar mit Elektrizität zu tun, doch nur am Rande. Der hartgesottene Erfolgsmensch bekommt butterweiche Knie, zum Glück sitzt er, und vielleicht merkt auch niemand seine Verletzlichkeit, so hofft er, doch von der Nervosität, die den Machtmenschen befällt, erzählen seine Augen. Angeschlossen, verkabelt, kein Entrinnen mehr möglich. Er fühlt sich gefesselt. Das Gerät, vor dem er sitzt, leuchtet in verschiedenen Farben. Linien, Netze. Dann beginnt die Folter. Kopfrechnen. 37 plus 122; 12 mal

14; 597 plus 3.987 und so weiter. Kopfrechnen erzeugt Stress, die Hirnströme werden dabei gemessen, Reaktionen dokumentiert. »Ein beachtlicher Wert. Man erkennt die ersten Anzeichen von Burn-out-Gefahr. Wenn Sie nichts an ihrem Lebensstil ändern, sind Sie der perfekte Kandidat dafür«, sagt Gerhard Eggetsberger, der Mann, der das Gerät erfunden hat. Die Biofeedbackmaschine. Sie misst die Reaktionen einer Person, sie dokumentiert, ob einer »rechtshirnig« oder »linkshirnig« ist.

Rechtslastige Typen sind – wie im vorangegangenen Kapitel angedeutet – die emotionalen, kreativen Menschen, sie sprechen in Gefühlen, sind negativ vergangenheitsbezogen, neigen zu Hypochondrie, sind stets unzufrieden, launisch, depressiv, rechnen immer mit dem Schlimmsten. Die Funktionen der rechten Gehirnhälfte: Einsicht, Raumorientierung, künstlerische Befähigungen, Vorstellungsgabe, musikalische Fähigkeiten, Kontrolle der linken Hand. Linkslastige Typen sind eher die logisch Denkenden, sie haben nie Zeit, für alle Fälle Erklärungen parat bzw. suchen nach solchen und sind stark zukunftsorientiert; sie ignorieren Warnsignale des Körpers, sind hektisch, überdreht, euphorisch, jedoch auch zielstrebig Richtung Herzinfarkt unterwegs. Die Funktionen der linken Gehirnhälfte: Schreiben, Zahlengedächtnis, logisches Denken, Sprache, wissenschaftliche Fähigkeiten und Kontrolle der rechten Hand. Die linke Gehirnhälfte ist der Wissenschaftler im Menschen.

Der Idealzustand ist erreicht, wenn beide Gehirnhälften sich in Balance befinden und alle Fähigkeiten in gleichem Maße genützt werden können – was in der Praxis allerdings nur selten erkennbar ist, auch wenn jeder Mensch beide Hälften nutzt. Mithilfe der beiden Gehirnhälften und dem limbischen System sowie dem Stammhirn lassen sich die Denkmuster jedes Menschen einordnen und verstehen; kennt man auch den dazugehörigen Stresstyp, lassen sich Rezepturen für die Bekämpfung von Stress und seinen Folgen erstellen.

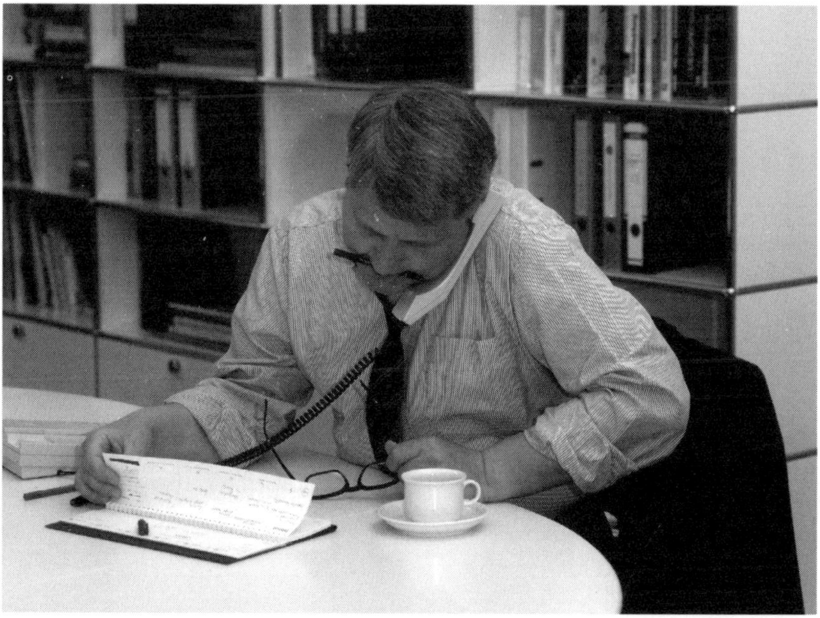

Ständiger Stress bei gleichzeitigem Bewegungsmangel führt zu physischen und psychischen Problemen. Immer mehr Menschen sind davon betroffen – kann hier die moderne Forschung helfen?

Immer mehr Berufsgruppen werden von dem Strudel erfasst, den die zur Bewegungslosigkeit neigende Erfolgsgesellschaft zu verantworten hat. Eine Befragung unter österreichischen Managern beispielsweise ergab, dass 34 Prozent an Übergewicht bzw. Untergewicht leiden, mehr als die Hälfte beklagte Stresssymptome und psychische Belastungen, lediglich 19 Prozent beschrieben ihren Gesundheitszustand als ausgezeichnet, wogegen nur 8 Prozent regelmäßig Sport betrieben.

»Zu uns kommen sehr viele saft- und kraftlose Manager, egal ob sie nun über- oder untergewichtig sind.« Gerhard Eggetsberger weiß, wovon er redet. Er selbst bezeichnet sich als einen grundsätzlich antriebslosen, bequemen Menschen, als einen Vagotoniker, der sich gerne hängen lässt und sich am liebsten gar nicht bewegt bzw. wenn, dann keinen Schritt zu viel tun möchte.

Beim vagotonen Stresstyp (rechtshirnig) ist das Gehirngleichgewicht in Richtung Parasympathikus (Vagus) verschoben, äußerlich zeigt er kaum Regung, er wirkt ruhig und beherrscht. Ihre inneren Konflikte verarbeiten Vagotoniker durch parasympathische Reaktionen, etwa Magen-Darm-Störungen. Durch Unterversorgung des Gehirns sind Konzentrationsprobleme häufig zu beobachten, die Folgewirkungen sind Schwindelgefühl, Benommenheit, Müdigkeit. Der Vagotoniker reagiert passiv, introvertiert, depressiv und mit passivem Muskelreflex. Der Sympathikotone Stresstyp hingegen ist zumeist der linkshirnige Typ: Ein vom Sympathikus dominierter Mensch verspürt oftmals Anspannung, neigt zu Bluthochdruck und Kopfschmerzen, die Sympathikotoniker leiden öfters unter Unruhe, Nervosität, feuchten Händen, Konzentrationsproblemen, Einschlafschwierigkeiten durch Überaktivität sowie Herz-Kreislauf-Problemen. In extremen Stresssituationen reagieren sie aufbrausend und aggressiv. Die Einteilung in Sympathikotoniker und Vagotoniker ist keine dogmatische, sondern drückt Tendenzen aus, unter Umständen ist es möglich, dass ein Vagotoniker sympathikotonisch reagiert oder umgekehrt. In der Praxis besteht allerdings meist ein deutlicher Überhang in eine bestimmte Richtung. Das bedeutet, dass der Mensch sein geistiges und körperliches Potenzial nicht zur Gänze ausschöpft. Kommt der Faktor Stress hinzu, verschärfen sich die Konflikte.

Stress – die große Unbekannte der postmodernen Leistungsmaschine namens Mensch. Jeder, scheint es, hat ihn, er gehört quasi zum guten Ton, zum Leistungsnachweis. Ein gefährliches Etikett. Stress macht krank, lässt rascher altern und früher sterben. Über den

Umweg Medikamentenmissbrauch oder auf direktem Weg: durch die Klassiker Herzinfarkt und Krebs; zusätzlich gefördert durch beliebte Stressbewältigungsstrategien wie Rauchen, Fettzufuhr oder Medikamentenmissbrauch bzw. Drogenkonsum. Die weiteren schlechten Aussichten? Inkontinenz, Impotenz, Darmerkrankungen, Depressionen. Sowie alles, was das Herz nicht begehrt. Befragungen unter Medizinern ergaben, dass gegenwärtig hinter 50 bis 75 Prozent der Arztbesuche Stress bzw. Stress-Symptome stehen.

Dabei wäre vieles davon vermeidbar. Ganz einfach sogar. Wäre der Mensch nicht immer auf der Flucht vor sich selbst.

Untersuchungen aus aller Welt verdeutlichen die Gefahren – eine Studie aus den USA etwa: In Florida gab es im Jahr 2007 knapp tausend Drogenopfer zu beklagen. Mehr als 2.300 Menschen starben im selben Zeitraum an den Folgen von Medikamentenmissbrauch. Die Zahl der verschriebenen Antidepressiva ist laut Gesundheitsministerium dramatisch angestiegen. Gesunde greifen zu Pillen, um ihre Produktivität zu erhalten bzw. zu verbessern.

Hans Schön, praktischer Mediziner in Wien und Krems, Militärarzt und Tauchmediziner, berichtet aus seiner langjährigen Erfahrung: »Manche Patienten tragen zehn oder mehr verschiedene Medikamente mit sich. Die Medikamente haben Nebenwirkungen, gegen die wird wieder ein anderes Mittel eingenommen. Und so weiter.«

Gegen Stress und Konflikte am Arbeitsplatz greifen Millionen Gesunde zu Munter- bzw. Fröhlichmachern. Allein in Deutschland sind es 800.000 Arbeitsame und Unentwegte, die sich regelmäßig Pillen zuführen, um den Alltag zu bewältigen. Knapp 20 Prozent akzeptieren laut einer Umfrage der Deutschen Angestellten-Krankenkassen Stimmungsaufheller grundsätzlich gegen Probleme, für mehr Leistung und bessere Laune im Job. Rund zwei Millionen gesunde Arbeitnehmer in Deutschland wollten trotz hohen Suchtrisikos schon einmal ihre Leistung oder Laune mit Medikamenten steigern. Die Pillen kämen vielfach von Kollegen, Freunden oder aus dem Versandhandel. Die Abhängigkeitsgefahr ist immanent. Untersuchungen ergaben, dass Männer vornehmlich zum *Tunen* ihres Leistungspotenzials (aufputschende und konzentrationsfördernde Mittel), Frauen zwecks Stimmungserhellung die Dienste der kleinen, stets griffbereiten Helfer in Anspruch nehmen.

Bestimmte Mittel etwa gegen Demenz, Depressionen oder das »Zappelphilipp-Syndrom« ADHS verordneten Mediziner vielfach ohne die entsprechende Diagnose. So hätten gut 97 Prozent der Nutzer des Anti-Demenz-Wirkstoffs Piracetam das Mittel bekommen, obwohl bei ihnen diese Diagnose gar nicht gestellt worden war.

Alarmierende Zustände. Und wo führt das hin? Die Dopingaffären, die den Medien seit dem Ende des vergangenen Jahrhunderts reißerische Schlagzeilen garantieren, sind letztlich auch nur das Spiegelbild einer gedopten Gesellschaft. Schon Kindesbeine

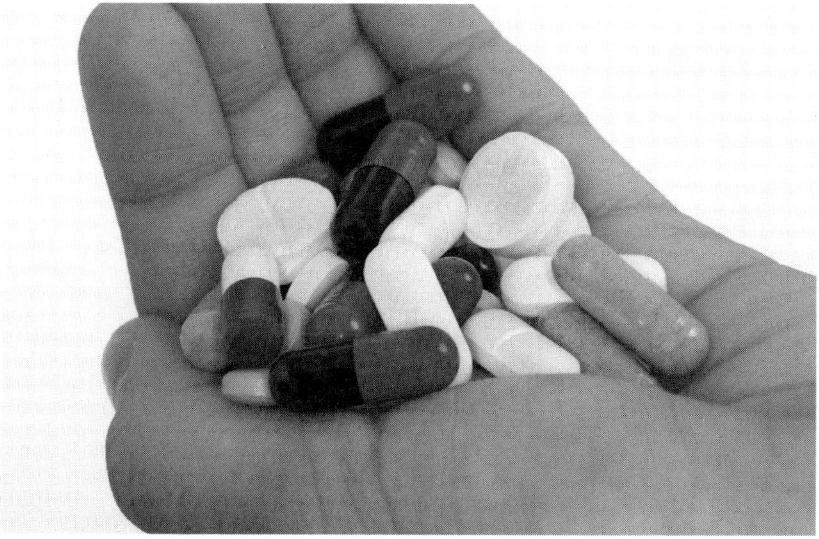

Medikamente bekämpfen nur die Symptome, nicht aber die Ursachen von Stress. Die Gefahr, nur mehr mithilfe von Pillen zu »funktionieren« ist groß.

werden mithilfe der Pharmazie konkurrenztauglich gemacht. Gegen Konzentrationsstörungen gibt es Ritalin. So werden Hyperaktive diszipliniert. Wer Ritalin schluckt, vermindert die Kreativität, erhöht aber seine Effizienz. Mehr und länger lernen, mehr und länger denken und planen. Welcher Getriebene will das nicht können? Die Antwort gibt die Statistik: In etwa jeder fünfte Student in den USA soll auf die Dienste von Ritalin vertrauen. Der Absatz diverser ähnlicher Mittelchen hat sich in den letzten zehn Jahren verzehnfacht. Doping auf Rezept. Gegen Schlafstörungen, fürs Munterbleiben. Aufputschend, beruhigend. Je nach Tageszeit und Situation. Passend dazu – der Kokainhandel erfreut sich in den letzten Jahren exorbitanter Gewinne. Gesoffen wird (etwa in Österreich) ohnehin in rauen Mengen; bei den Jugendlichen nimmt die Alpenrepublik (Stichwort Komasaufen) gar eine Spitzenreiterrolle ein.

Manch kluger Kopf jedoch kokettiert offen mit den angenehmen Seiten der künstlichen Horizonterweiterung. Sieben Wissenschaftler, mindestens zwei davon Pharmabetrieben nahestehend, lancierten in der Zeitschrift »Nature« eine provokante Botschaft: Das Recht auf Stimulanzien-Einnahme müsse auch gesunden Menschen eingeräumt werden. Viele Schüler und Studenten würden ohnehin bereits illegal Amphetamine wie Ritalin verwenden. Die Wissenschaftler meinen, nicht frei von Logik, dass der Bedarf in Hinkunft steigen werde. Tatsächlich belegen Studien diese These. Rund 4 Prozent aller College-Studenten in den USA geben an, mindestens einmal pro Jahr illegal verschreibungspflichtige Stimulanzien zu schlucken. Eine der Befürworterinnen von »Aufhellern für alle«, die Hirnforscherin Martha Farah von der Universität Pennsylvania, meint, die Pille fürs Gehirn könnte Erwachsenen mittleren Alters verabreicht werden, damit diese ein jugendlichfrisches Gedächtnis bekämen, auch viel beschäftigte Angestellte könnten von derartigen Substanzen profitieren, da sie die vielfältigen Aufgaben des Alltags besser bewältigen könnten. – Die klassische Win-win-Situation. Zumindest für den Augenblick, zumindest solange unerwünschte Nebenwirkungen vom Arzt, Apotheker und dem eingebildeten Kranken ausgeblendet werden.

Die verblüffend einfache Argumentation der Befürworter: »Wir sollten neue Verfahren begrüßen, die unsere Gehirnfunktion verbessern. Das Schlucken solcher Pillen ist nicht verwerflicher, als ausreichend Schlaf oder gesunde Ernährung es sind.« Freilich, geben die Wissenschaftler immerhin zu, müsse man die Risiken der Präparate in Hinkunft ausreichend erforschen. Michael Gazzaniga von der Universität Santa Barbara: »Ich wäre der erste Interessent für sichere und wirksame Mittel, die etwa Koffein übertrumpften.«

Bis Muntermacher frei von Suchtpotenzial und Nebenwirkungen verfügbar sind, bewegt sich die Gesellschaft, die so gerne so viel leisten will, auf einem gefährlichen Pfad. Links und rechts warten Unheil bringende Gesellen, und nicht immer lässt es sich, ohne zu taumeln, geradeaus marschieren.

Ein Beispiel: Das Amphetamin Adderall kann zu plötzlichem Herztod führen, Infarkte und Schlaganfälle auslösen. Kritiker der außernatürlichen Beeinflussung des Menschen halten sich nicht lange auf mit höflichen Umschreibungen. »Das ist nichts anderes als eine Lobeshymne, um Medikamente an Menschen zu vermarkten, die keine Krankheit haben«, befindet etwa der Bioethiker Leigh Turner. Er ist zum Glück kein Einzelkämpfer.

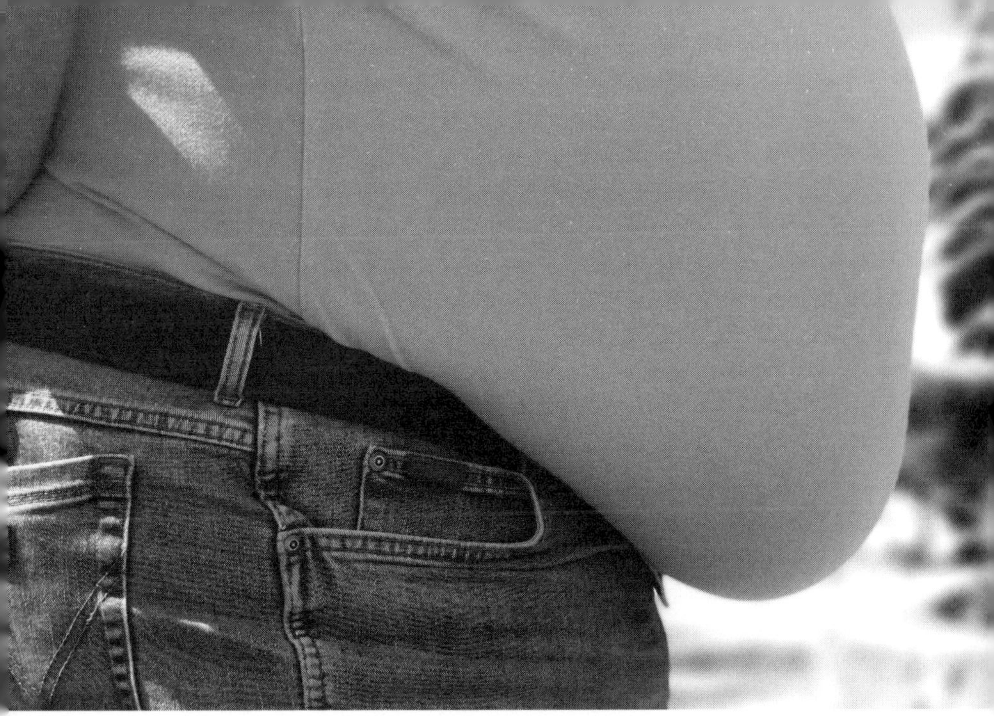

DIE INNERE ARMUT DER ÜBERFLUSSGESELLSCHAFT

Zerstörte Leben

Fred ist tot. Gestorben im Alter von 42 Jahren. Das Begräbnis eine einzige Erschütterung. Die Tränen, die Verzweiflung und die Frage nach dem Sinn dieses Todes. Dann noch diese ebenso sinnlosen wie salbungsvollen Abschiedsworte des routinierten Geistlichen. Seit Fred tot ist, denkt Jonas nicht mehr so viel an ihn. Das Begräbnis des Kollegen aber will ihm nicht aus dem Kopf. Es hatte geregnet an diesem Tag, immerhin eine Gelegenheit, bald das Weite zu suchen, versteckt unter dem Schirm. Jonas versteckt sich generell gern. Auch vor seinem Wissen, das er in diesem Fall gern ignoriert. Er weiß genau, was Fred umgebracht hat und was auch ihn selbst umbringen wird, wenn er nicht reagiert, rechtzeitig das Steuer herumreißt.

Fred litt unter Fettsucht – oder Obesity, wie die Mediziner das in ihrer Sprache nennen. Klingt irgendwie nicht so abwertend, denkt Jonas, wohl wissend, dass das Resultat dasselbe ist. Fressen, bis der Notarzt kommt. Keine Bewegung. Höchstens bis zum Kühlschrank. Der direkte Weg ins Jenseits. Jonas hat sein Problem schon lang erkannt. Er hat es allerdings, wie üblich und wie jede Montag-Diät, verdrängt.

Bis der Brief kam, ein hoch offizieller Brief von einer Notariatskanzlei. Im ersten Moment dachte Jonas, dass ihm Fred vielleicht etwas vererbt hatte, aber was hätte Fred schon vererben können außer diversen geheimen Rezepturen von Hormonen, die er während seiner Leistungssportzeit als Kugelstoßer genommen, bzw. all jene Medikamente, die er in den letzten Jahren vor seinem Tod benötigt hatte. Die Tragik im Leben von Fred ist, dass er sein ganzes Geld zuerst für die verbotenen Wirkstoffe zur Erhöhung der Leistungsfähigkeit und anschließend zur Therapie von – im Endeffekt tödlichen – Zivilisationserkrankungen verwenden musste. Jonas dachte an sich: 45 Jahre alt, 1,80 groß und 127 Kilo Körpergewicht,

Schmerzen in beiden Kniegelenken nach jeder ruckartigen Bewegung, permanente Rückenschmerzen, schon ab der vierten Stufe Atemnot und das Gefühl eines bis zum Hals schlagenden Herzens, das Gesicht tomatenrot. Auch die Pulsaussetzer hatten in letzter Zeit zugenommen. Nach Freds Tod dachte Jonas, er sollte wieder einmal zu seinem Hausarzt gehen, der letzte Besuch lag schon mehr als drei Jahre zurück. Schon damals hatte ihm sein Arzt, ein sympathischer junger Doktor, der auch das Sportärztediplom erworben hatte, gesagt: »Sie essen wie ein Schwerarbeiter, aber Sie bewegen sich wie ein Schwerkranker! Eine Volkskrankheit: Die Menschen bringen sich heute mit Messer und Gabel um.« Jonas schmunzelte. Das mit dem Essen stimmte ja, aber was der Doktor nicht wusste, war, dass er zurzeit auch täglich größere Mengen Bier und Wein in sich hineinschüttete, manchmal schon ab Mittag.

Und jetzt teilte ihm der Notar mit, dass ihm sein Freund ein verschlossenes Kuvert hinterlassen habe, auf dem sein Name stand. Jonas öffnete das Kuvert und fand einen an ihn gerichteten Brief von Fred. Was da wohl drinstand? Sie waren sehr gute Freunde gewesen und hatten keine Geheimnisse voreinander gehabt. Jonas glaubte, das Leben von Fred sehr gut gekannt zu haben, und wurde daher immer neugieriger, was ihm Fred wohl hinterlassen haben könnte. Da der Brief einige Seiten lang war, stellte sich Jonas eine Großpackung Chips auf den Tisch, nahm eine Flasche Bier aus dem Eiskasten und begann zu lesen.

Lieber Jonas!

Wir kennen einander sehr gut und hatten keine Geheimnisse voreinander. Du kennst mein Leben, du kennst meine Siege und Niederlagen, beruflich wie privat, du weißt, in welchen Kreisen ich mich bewegt habe, wie ich mich ernährt und gedopt habe, trotzdem muss ich noch etwas loswerden.

Ich sitze an meinem Schreibtisch, habe schreckliche Schmerzen im

Oberbauch, trotz verschiedenster Medikamente, die ich ja regelmäßig einnehmen muss. Ich kann mein Gesicht nicht mehr anschauen, dieses grünfahle Etwas mit tiefen Furchen und in den Höhlen liegenden Augen – ich bin das gar nicht mehr, ich will es nicht mehr sein. Diese Hülle erleichtert das Sterben, das ich immer so sehr gefürchtet und ebenso vorangetrieben habe. Ich weiß, in wenigen Wochen wird es so weit sein, und diese Wochen werden fürchterlich sein, nicht wegen der Schmerzen, da ich ohnehin in einigen Tagen mit Morphium beginnen muss, wohl aber wegen der Unausweichlichkeit meines kommenden Todes. Ich möchte einfach nur noch einmal niederschreiben, wie ich mein Leben verpfuscht habe – vielleicht kann ich damit wenigstens einige andere davon abhalten, es ähnlich wie ich zu treiben. Es ist mir schon bewusst, dass jeder junge Mensch glaubt, er sei unverwundbar, von Unfällen und Krankheiten würde er verschont bleiben.

Wie du weißt, Jonas, hat alles mit etwa 17 Jahren begonnen, als ich in unserem Fitnessclub Kraft trainierte. Ich war gut, meine Leistungen waren im Vergleich zu vielen anderen besser und das Quälen mit den Eisen und die daraus resultierende Muskelprofilierung waren mein ganzes Glück.

Dann kam Laszlo, ein ungarischer Trainer, den das Fitnesscenter als Wunderwuzzi engagiert hatte. Von nun an ging's steil bergauf, zuerst die kleinen blauen Pillen, die Laszlo mehr oder weniger unbeschränkt hervorzauberte, dann weiße und rosa Pillen, bis zu zwölf Stück pro Tag, dann Injektionen, schließlich der in vielen Kraftsportarten, aber insbesondere im Bodybuilding übliche Mix aus Wachstumshormon IGF-1, Schilddrüsenhormon, Insulin und anderen Substanzen, die anabol wirksam sind.

Dazu die entsprechende Diät, ein hoher Fleischkonsum, acht Eier täglich und natürlich Unmengen von Aminosäuren aus den Wunderdosen, die Laszlo selbstverständlich ebenfalls in seiner Kollektion führte.

Die Leistungen wurden immer besser, die Blutbefunde immer

schlechter. Wie du weißt, ließ ich mich regelmäßig von meinem Hausarzt kontrollieren, der mich auch immer warnte und auf mögliche Schäden des Anabolika-Missbrauchs hinwies. Da es mir anfangs gut ging, dachte ich mir, dass mein lieber Onkel Doktor zwar recht haben könnte, ich aber eine Ausnahme sei. Dann kam der erste Zusammenbruch, du erinnerst dich noch, als ich etwa eine Woche im Spital war. Hochpathologische Werte für die Leberenzyme, ein fast nicht vorhandenes HDL-Cholesterin (das »gute«, antiatherogen wirksame Cholesterin), erhöhte Bauchspeicheldrüsenenzyme und ein miserables Blutbild.

Die Konsequenz daraus? Gerade noch von der Schaufel gesprungen, dachte ich mir, als ich nach dem Spital und einer weiteren dreimonatigen Regenerationsphase wieder mit dem Training begann. Aber wo waren meine Leistungen geblieben? Ich war ein Niemand, und wer will das schon sein? Alles ging von vorne los. Heute ist mir bewusst, dass die Gier nach Leistung und Anerkennung das Hirn ausschaltet! Nach fünf Monaten und trotz vorsichtigerer Dosierungen der Hormoncocktails war ich wieder bei 80 Prozent der vormaligen Leistungsfähigkeit, es wollte aber nicht so richtig weitergehen. Das fiel natürlich auch Laszlo auf, und er fragte mich, ob ich nicht etwas ganz Neues ausprobieren wolle, er hätte da einen guten Bekannten namens Sascha, der in Kiew noch zu Zeiten der alten Sowjetunion geboren war, in der Zwischenzeit aber ein Kosmopolit geworden sei. Dies deshalb, weil er sich mit Gendoping beschäftige und daher natürlich immer den neuesten Entwicklungen in den weltweit verzweigten »Labornetzwerken« nachjagen müsse. Damals hatte ich Angst, Gendoping war für mich etwas Furchterregendes, weil es doch Manipulationen der Erbsubstanz bedeuten könnte und bestimmt mit gravierenden Nebenwirkungen verbunden war. Doch Laszlo meinte, ein Gespräch mit Sascha wäre auf jeden Fall hilfreich, egal, ob ich auf seine Vorschläge eingehen würde oder nicht.

Sascha und ich trafen uns in einem der bekanntesten Wiener Kaffeehäuser, in dem die Prominenz aus Politik und Wirtschaft aus und ein geht. Sascha muss den Chefober gut gekannt haben, denn ein ruhiger Ecktisch war schon reserviert. Um es kurz zu machen, Sascha schlug mir Gentherapie mit Antisense-RNA vor, um das Myostatin zu blockieren. Myostatin ist – wie du weißt – ein negativer Regulator des Muskelwachstums, das heißt, wenn es in geringerer Menge induziert wird, kommt es zu einer deutlichen Muskelhypertrophie. Also genau das, was ich immer schon wollte! Gesagt, getan. Die Wirkungen waren phänomenal, meine Leistungen erreichten nicht nur meine alten Rekorde, sondern übertrafen sie auch noch. Dies deshalb, weil Sascha mir nach einem halben Jahr riet, auch noch MGF in die Muskulatur zu injizieren, um auch einen positiven Muskelwachstumsregulator wirken zu lassen.

Nach einem Jahr fiel mir allerdings auf, dass ich plötzlich verschiedene Nahrungsmittel nicht mehr vertrug und meine Infekthäufigkeit zunahm. Meine Leberwerte waren ohnehin schon wieder schlecht, an das hatte ich mich bereits gewöhnt, allerdings kam es nun zu massiven Veränderungen im Blutbild, insbesondere bei den Subpopulationen der weißen Blutkörperchen. Zu dieser Untersuchung hatte mir mein Sportmediziner geraten, dem ich von meiner Infektanfälligkeit und vermehrten allergischen Reaktionen berichtete. Die Diagnose: schwerste Störungen des Immunsystems mit Hinweisen auf eine beginnende Autoimmunerkrankung. Mein Arzt sagte, dass das der Anfang von einem sehr baldigen Ende sein könnte. Da ich ohnehin schon 28 war, mir alle Gelenke und vor allem Sehnenansätze bei jedem Training höllisch wehtaten und ich schwerste Antirheumatika nehmen musste, entschloss ich mich, mit dem Leistungssport aufzuhören, zumal ich vor Kurzem geheiratet hatte und wir uns Kinder wünschten. Durch meine langjährige sportliche Tätigkeit hatte ich mehrere Firmen, die sich mit Sportartikeln beschäftigten, kennengelernt und konnte in einer dieser Firmen als Verkäufer für Kraftmaschinen Fuß fassen.

Du kennst die weitere Geschichte. Der Markt brach ein, die Umsätze waren schlecht, ich musste viel reisen, kam wenig zum Training, führte ein unregelmäßiges Leben, und es passierte, was ich eigentlich nie geglaubt hatte: Obwohl ich mich immer mit Ernährungsrichtlinien beschäftigt hatte und wusste, wie wenig ein den ganzen Tag im Auto sitzender Organismus benötigt, fraß ich wie zwei Holzfäller, aß vor allem viel zu viel Fettes. Die Folge: Meine Muskeln schmolzen dahin wie eine Billigkerze und wurden durch Fett ersetzt, bald wog ich 95 Kilo, nach vier Monaten 105 Kilo, und wo früher profilierte Muskeln gewesen waren, gab es jetzt nur noch Schwabbeliges, das gar garstig anzusehen war. Nach einiger Zeit konnte ich mir im Stehen nicht mehr die Schuhbänder zubinden, auch das war jedoch kein Problem, ich verwendete ab da Schlüpfer. Und dann die Depressionen; kein Umsatz, kein Erfolg, Frustration am Abend, Hotels, Bars, täglicher massiver Alkoholkonsum. Auch privater Frust, da unser Kinderwunsch nicht in Erfüllung ging. Immer wieder rief ich laut nach Sanitäter Alkohol. Mein Arzt las mir die Leviten, der Blutdruck war bei 180/110, der Blutzucker erhöht, Cholesterin-Triglyceride und LDL-Cholesterin massiv erhöht, die Leberenzyme wieder in höchsten Bereichen, von anderen Befunden gar nicht zu reden. Ich konnte mich kaum mehr bücken, das Stiegensteigen war unmöglich und meine Konfektionsgröße lag in lichten Höhen.

Ich versuchte mein Leben zu ändern, aber der berufliche Frust, die privaten Probleme – ich befand mich in einem Teufelskreis. Natürlich bekam ich Medikamente, die ich auch mehr oder weniger regelmäßig nahm. Nach wie vor war der Blutdruck manchmal sehr hoch, oftmals schwankend, was wahrscheinlich aber auch darauf zurückzuführen war, dass ich bei diversen nächtlichen Eskapaden auf die Medikamente vergaß. Der Blutzucker ließ sich mit oralen Antidiabetika auch nicht mehr einstellen, sodass ich schließlich zur Spritze greifen musste, und mein Gewicht konnte ich auch nicht reduzieren. So ging es weiter, manchmal gelang es mir, einige Kilo abzunehmen, doch wie zum Trotz hatte ich bald darauf wieder um einige mehr dazu. Ein Schritt rückwärts, drei nach vor.

Irgendwann spürte ich ein Ziehen, später manchmal ein eigenartiges Empfinden im Oberbauch, das aber schnell wieder vorüber war. Wird wohl eine kleine Magenverstimmung sein, dachte ich mir und unternahm nichts, auch dann nicht, als sich meine Stuhlgewohnheiten änderten. Und dann ging es schnell, ein Arztbesuch, Blutabnahmen, Ultraschall, CT und die Diagnose: inoperabler Bauchspeicheldrüsenkrebs.

Lieber Jonas, ich will dich nicht mit dem belästigen, was damals in meinem noch so jungen Kopf vorging, aber es war schrecklich. Mein Arzt versuchte mich zwar zu beruhigen, indem er meinte, es gäbe neue Therapien, allerdings wurde mir nach Gesprächen mit Freunden bzw. nach einer Internetrecherche ziemlich bald klar, dass es keinen Ausweg gab. Und so war es auch: Ich nahm rasant ab (jetzt, wo es zu spät ist, dachte ich mir voll bitterer Selbstironie), in der Leber bildeten sich Metastasen, ich wurde mehrfach operiert, jedes Mal mit ziemlich großen postoperativen Schmerzen, konnte kaum mehr etwas essen oder die Nahrung behalten. Ich war zum Sterben verdammt und ich wusste es. So sitze ich nun vor dem Spiegel, wie ich es dir anfangs beschrieben habe, morgen werde ich ins Spital einrücken, wo man mir nochmals eine Lebermetastase herausnehmen will. Gleichzeitig wird mit der Morphiumtherapie begonnen. Ich denke, das ist das letzte Kapitel eines Dramas.

Lieber Jonas, es war dennoch schön, mit dir so viele Jahre beim geliebten Sport verbringen zu können.

Zum Abschied nur noch eines – lauf mir nicht zu schnell hinterher!

Der Schock saß tief, eben hatte Jonas noch überlegt, wie er einen Internetbericht für sich umsetzen sollte, in dem die Rede gewesen war von einer weiteren Feinheit aus dem Hause Müßiggang, einem Präparat namens AICAR (Aminoimidazol-Carboxamid-Ribonucleosid), das den Organismus auf Dauer leistungsfähig trimmt, ohne dass man auch nur einen Finger dafür rühren musste. Tests mit Mäusen belegten die Tauglichkeit dieses Präparats – auf Laufbändern liefen die so gedopten Tiere um 45 Prozent länger als die untrainierten Probanden.

Doch jetzt war alles anders. Am Tag danach, einem Samstag, begann eine neue Zeitrechnung für Jonas. Er hatte zunächst seine letzten Befunde aus der Befundmappe durchgesehen und – wie sein toter Freund – zu hohe Werte für Cholesterin, LDL-Cholesterin, Triglyceride sowie Blutzucker gefunden, ferner einen gestörten Glukosetoleranzwert und ein sehr niedriges HDL-Cholesterin. Seine Leberwerte waren erhöht, die Nierenfunktionen bedurften, so die Aussage seines Hausarztes, einer weiteren Abklärung.

Jonas fiel das Gespräch mit einem offensichtlich erfolgreichen Vorstandsdirektor einer Großfirma im Wartezimmer seines Arztes ein, in dem es um Bewegungsmangel, Übergewicht, aber auch vererbte Prädispositionen gegangen war. Sie waren schnell ins Reden gekommen, da sie beide schwerst übergewichtig und vom Treppensteigen in den ersten Stock kurzatmig keuchend zugleich in die Ordination gekommen waren. Wie die 90-Jährigen fühlten sie sich. So gab ein Wort das andere und Hans Müller, ein Doktor der Wirtschaftswissenschaften, erzählte ihm, dass er mit seinen 46 Jahren ein hohes genetisches Risiko hätte, da sein um fünf Jahre älterer Bruder schon zwei Infarkte gehabt hätte, so wie sein Vater und sein Großvater. Er selber sei wahrscheinlich knapp davor, es den Verwandten gleichzutun. Aber warum, fragte Jonas, betreibe er keinen Sport oder regelmäßige körperliche Aktivität? Er habe berufsbedingt keine Zeit, sagte Hans Müller, und außerdem, sollte er eine Herzkranzgefäßverengung haben oder einen Infarkt erleiden, dann würden ihm die Bypass-Operationen schon helfen! Jonas meinte allerdings, es müsse ja nicht immer ein Herzinfarkt sein, was würde er sagen, wenn er einen Schlaganfall erlitte und halb gelähmt ans Bett gefesselt wäre? Dann, sagte Hans Müller, ohne mit der Wimper zu zucken, würde er sich sofort umbringen.

Gut, meinte Jonas, aber wenn zum Beispiel beide Hände gelähmt wären nach dem Schlaganfall, was dann? Dann lasse ich mich umbringen, sagte Hans Müller ungerührt. Sie konnten das Gespräch nicht fortsetzen, da Herr Müller ins Arztzimmer gerufen wurde. Jonas war damals sehr nachdenklich geworden, hatte das Gespräch allerdings wieder verdrängt. Nun fiel es ihm wieder ein, gerade als er seine eigenen schlechten Blutbefunde durchging. Gab es eine Chance, dem allen noch zu entkommen?

Risikofaktor Wohlstand

Jonas begann sofort, im Internet über die Risikofaktoren von Herz-Kreislauf-Erkrankungen, Stoffwechselerkrankungen, Karzinomerkrankungen sowie Osteoporose oder Muskelschwäche nachzulesen. Die Weltgesundheitsorganisation (WHO) hielt zum Beispiel fest, dass es weltweit 1,6 Milliarden Erwachsene mit Übergewicht und etwa 450 Millionen Erwachsene mit Fettsucht gebe und diese Zahlen sich in zehn Jahren verdoppeln würden. Das hieße mit anderen Worten, fast die Hälfte der Weltbevölkerung wäre übergewichtig oder fettsüchtig, und das bei einer Vielzahl von Hungernden in unterentwickelten Ländern! Ähnliche Trends waren in den Erkrankungszahlen von Diabetes mellitus II zu sehen, wobei die Voraussage der WHO ebenfalls von einer Verdoppelung von derzeit 280 Millionen Patienten auf 480 Millionen weltweit sprach. Das Erschreckende allerdings war, dass schon bei 15 Prozent der unter 20-Jährigen diese früher als »Altersdiabetes« bezeichnete Erkrankung anzutreffen war. Es hatte ihn mit seinen 42 Jahren eigentlich auch schon relativ früh erwischt und Jonas war sich bewusst, was dies an Qualitätsverlust für sein Alltagsleben und an Kosten für die Gemeinschaft bedeutete. Dann war Jonas noch eine Statistik aus den USA in die Hände gefallen, in der die Autoren feststellten, dass von 11- bis 14-jährigen fettsüchtigen Kindern etwa 40 Prozent erhöhten Blutdruck, 50 Prozent einen erhöhten Insulinspiegel im Blut, 25 Prozent erhöhtes Cholesterin, 40 Prozent erhöhte Triglyceride und 30 Prozent – so wie er – eine gestörte Glukosetoleranz hätten. Und das alles infolge von Überernährung und Bewegungslosigkeit.

Und dann fand Jonas den Begriff, der ihm den Schweiß auf die Stirne trieb, das »Sedentary Death Syndrom« (SDS), das den frühzeitigen Tod infolge chronischer Erkrankungen bedeutet. Jonas erfuhr die dafür verantwortliche tödliche Kombination und stellte fest, dass alle Faktoren zur Entstehung eines SDS bei ihm vorhanden waren: erhöhter Blutzucker, niedriger HDL-Spiegel, Übergewicht, eingeschränkte körperliche Leistungsfähigkeit, erhöhter Ruhepuls und atrophe Muskulatur. Der Autor, der das »Sedentary Death Syndrom« zum ersten Mal benannt hatte, F. W. Booth, fügte hinzu, dass sich diese Risikofaktoren, wenn sie in höherer Zahl auftreten, nicht nur addieren, sondern potenzieren würden, was klarmachte, dass die Kombination einzelner Risikofaktoren wesentlich schneller zu schwerwiegenden Erkrankungen bzw. zum frühzeitigen Tod führen konnte. Jonas wusste, er war der perfekte Kandidat dafür.

Er erinnerte sich zurück, als er noch versucht hatte, sein Körpergewicht mit diversen Pillen bzw. Formula-Diäten zu reduzieren. 27 Milliarden Euro, wusste Jonas, werden jährlich für Diätsubstanzen verpulvert, die gegen Übergewicht helfen sollen. Ein Großteil davon ist bestenfalls als Placebo anzusehen, schätzten britische Wissenschaftler, die daraus die einzig richtige wie banale Formel ableiteten: energiearme Ernährung und Energie verbrauchende Bewegung. Wir waren eben halt nicht mehr Jäger und Sammler, die, um sich zu verteidigen bzw. zu überleben, täglich so viel Bewegung machten, dass sie ohne Probleme bis zu 3.500 Kilokalorien pro Tag an Nahrung aufnehmen konnten. In einem Bericht der EU fand Jonas, dass die tägliche durchschnittliche Kalorienaufnahme in einigen europäischen Ländern zwischen 2.500 und 3.000 Kilokalorien lag, und dazu die Hochrechnung, dass bei einer solchen Lebensweise das Körpergewicht sich innerhalb eines Jahres um 24 Kilo erhöhen könne. Das habe ich in manchen Jahren sogar noch übertroffen, stellte er mit Entsetzen fest. Er fand eine Berechnung eines deutschen Präventivmediziners, die vom tatsächlich benötigten Energiebedarf von 1.800 bis 2.000 Kilokalorien für die Frau bzw. 2.200 bis 2.400 für den Mann ausging und die besagte: Wenn man die Energieaufnahme täglich um 250 Kilokalorien reduziert und gleichzeitig so viel Bewegung macht, dass 250 Kilokalorien motorisch verbraucht werden, kann man in einer Woche etwa ein halbes Kilo Körpergewicht verlieren, und das langfristig.

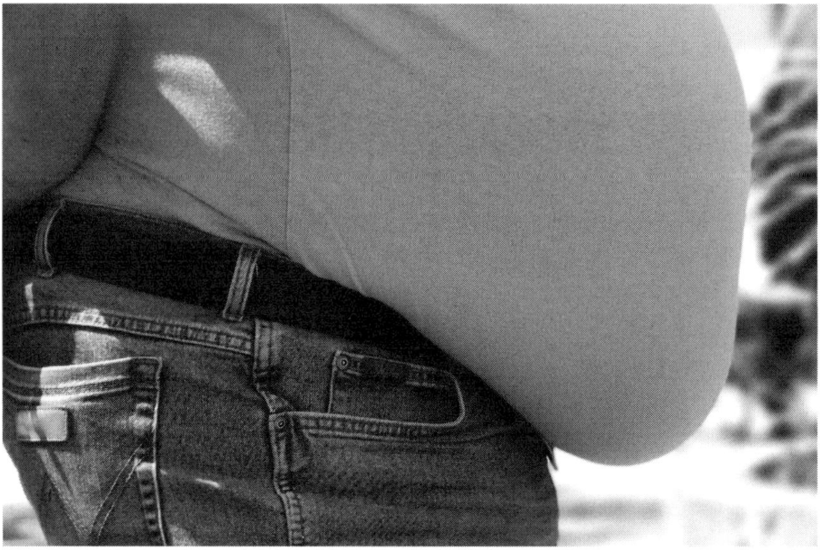

Adipositas ist eine typische Zivilisationskrankheit und vor allem in den Industrieländern rasant auf dem Vormarsch.

Jonas war wie sein toter Freund Fred 42, und da er sich entschlossen hatte, sein Leben zu ändern, besorgte er sich etliche Bücher, darunter das eines Sportmediziners mit dem Titel: »Fit ins Alter«. In diesem fand er alle Fakten bestätigt, die er im Internet recherchiert hatte und denen auch seine eigenen Befunde entsprachen. Zunächst waren ihm die »10 Ziele für ein gesundes Altern« ins Auge gestochen.

1. *das Körpergewicht auf einen Body-Mass-Index (BMI) zwischen 25 und 29,9 zu reduzieren;*
2. *die Ernährung auf eine Kost mit niedrigem glykämischen Index und kalorienangepasst bzw. kalorienreduziert umzustellen;*
3. *seinen Nüchtern-Blutzuckerwert zu normalisieren und damit auch den Insulinspiegel zu senken;*
4. *den Fettstoffwechsel, insbesondere das Gesamtcholesterin (LDL-Cholesterin und Triglyceride) auf die Normwerte zu reduzieren und vor allem das HDL-Cholesterin, wenn möglich, weit über 40 g/dl zu erhöhen;*
5. *den Blutdruck regelmäßig unter 135/85 zu senken;*
6. *seine Muskulatur zu kräftigen, um muskuläre Dysbalancen und Einseitigkeiten zu vermeiden;*
7. *die Knochenmasse zu steigern bzw. den Abbau hintanzuhalten und damit auch das Frakturrisiko zu vermindern;*
8. *die Blutgerinnung zu beeinflussen und die Fließeigenschaften des Blutes zu verbessern;*
9. *die Infektabwehr zu steigern und das Krebsrisiko zu vermindern sowie*
10. *eine bessere Stimmungslage zu gewährleisten.*

Das Ziel, das Rauchen aufzugeben, brauchte er nicht mehr zu befolgen, das hatte er schon vor fünf Jahren nach langen schweren Entzugsleiden vollbracht.

In dem Buch war auch das »Schutzfaktoren-Konzept« erläutert, wonach regelmäßige körperliche Aktivität und Sport eine wesentliche Rolle spielten. Jonas war erstaunt, als er dem entnahm, dass auch im mittleren oder höheren Lebensalter und bei bestehenden Risikofaktoren körperliche Aktivität, auch wenn es nur täglich eine halbe Stunde schnelles Gehen (Walken) und einmal pro Woche Fitnesscenter war, das Risiko von Zivilisationserkrankungen wie Herzinfarkt, Schlaganfall, Diabetes, Osteoporose, Darm- oder Brustkrebs und Gebrechlichkeit um 30 bis 40 Prozent reduzieren konnte. Das war beeindruckend. Jonas fand in dem Buch zahlreiche Handlungsanleitungen und Beispiele für ein individuelles Bewegungskonzept. Ein Mix aus Ausdauertraining, Krafttraining, Beweglichkeits-, Gleichgewichts- und Koordinationstraining könne dieses »Wunder« vollbringen. Er war fest entschlossen, sich dieser Herausforderung zu stellen. Und er erinnerte sich an den Satz eines Sportmediziners, den er in einem Vortrag gehört hatte: Manche Menschen müssen das zweite Drittel ihres Lebens dazu benützen, alle Sünden, die sie im ersten Drittel begangen haben, so zu kompensieren, dass sie das dritte Drittel wenigstens anleben können. Würde Jonas sein drittes Lebensdrittel »anleben« können?

Er wollte es unbedingt, und da er in dem Buch auch gelesen hatte, dass ein Team von Sportmedizinern und Sportwissenschaftlern am Institut für Sportmedizin auf der Schmelz in Wien speziell auf seine Problematik zugeschnittene individuelle Konzepte anbot, ließ er sich einen Termin für eine Untersuchung geben. Jonas wusste, dass dies nur ein erster Schritt war auf einer Treppe, die jährlich 365 Stufen hatte. Dass jeder Tag, der nun vor ihm lag, ein Bewegungstag sein musste. Er würde seinen Lebensstil ändern, und er wusste, dass er Erfolg haben würde.

Als Jonas das Institut betrat und sich zur Untersuchung anmeldete, sah er eine medizinisch-technische Fachkraft, die mit kleinen Röhrchen mit Wattebäuschen durch den Warteraum ging. Auf seine Frage über den Zweck dieser Röhrchen wurde ihm die Auskunft erteilt, dass diese zum Abstrich der Mundschleimhaut gebraucht würden, woraus man bestimmte Gene bzw. deren Polymorphismen bestimmen könne. Das war für Jonas etwas Neues. Um ehrlich zu sein, nicht ganz, da die Medien immer wieder Berichte über Genvariationen und deren *Impact* auf das Entstehen verschiedener Krankheiten publizierten. Aus diesen Berichten erfuhr Jonas, dass verschiedene Gene bzw. die Interaktionen von Genen, aber auch von Genen mit der Umwelt, für die Entstehung von Krankheiten verantwortlich sein können. Jonas fragte sich, ob dieses »genetische Profiling« auch für ihn interessant sein würde. Der nette junge Mann an der Rezeption gab ihm zur Antwort, er möge sich doch mit einer Spezialistin, der Molekularbiologin und Genetikerin Dr. Barbara Xund, besprechen.

Dr. Barbara Xund war 29, sportlich gekleidet, mit einem gewinnenden Lachen und Jonas sofort sympathisch, als sie den Raum betrat. Dr. Xund kam gleich zur Sache. Sie wolle in Kürze einige neue Resultate über den Impact der Genetik in der Gesundheitsforschung und Public Health vorstellen. Sie führte aus, dass aufgrund der Weiterentwicklung genetischer Forschungsmethoden und der daraus resultierenden Ergebnisse Krankheit heute zunehmend als Ergebnis einer sehr komplexen Interaktion von individuellen genetischen Dispositionen und umwelt- und verhaltensrelevanten Faktoren aufzufassen sei. Es gebe sowohl monogenetische als auch polygenetische Erkrankungen; ein Risiko für eine bestimmte Erkrankung im Laufe der Zeit könne demnach variieren, da viele andere Faktoren, die über Jahrzehnte den Gesundheits- bzw. Krankheitsprozess beeinflussen, letztendlich das manifeste Ausbrechen einer Erkrankung induzieren können. Dies habe zur Folge, dass die Erforschung komplexer, also polygenetischer Erkrankungen, nicht nur Untersuchungen von Variationen eines oder mehrerer

Gene und deren Interaktionsmuster erfordere, sondern auch die Beobachtungen von Lebensstil- und Umweltfaktoren auf die »physiologische Matrix«, um die unterschiedlichen Bedingungen für das Entstehen von Zivilisationserkrankungen, Krebs- oder Infektionserkrankungen umfassend untersuchen zu können.

Ziel von »Public Health Genomic« sei es daher, bestimmte »Risikogen-Konstellationen« über bekannte bzw. noch zu entdeckende Polymorphismen festzustellen und dann zu beobachten, welche Umweltfaktoren, welche Medikamente imstande sind, dieses »genetische Setting« in die eine oder andere Richtung, also zum Auftreten oder Nichtauftreten einer chronischen Erkrankung oder einer Krebserkrankung zu beeinflussen.

Dr. Xund nannte auch gleich ein Beispiel: das ACE-Gen und dessen I/D-Polymorphismus, der nicht nur für die Leistungsfähigkeit, sondern in Hinblick auf bestimmte Erkrankungen auch für Risikofaktoren bzw. die Adaptionsgüte in der Rehabilitation verantwortlich sei. So sei dieses ACE-Gen mit seinen Varianten gleichzeitig Risikofaktor und Schutzfaktor, da es einerseits das Risiko für einen Schlaganfall erhöhen, andererseits das Risiko für das Auftreten der Alzheimer-Erkrankung senken könne; nach dem derzeitigen Wissensstand sei diese gleichzeitige Risiko- und Schutzfunktion sowohl von individuellen Empfindlichkeiten (auch als Schwachstellen zu bezeichnen) wie auch von Medikamenteneinnahmen bzw. verschiedenen Impfungen beeinflussbar. Das heißt, sagte Dr. Xund, es gibt kein Schwarz und kein Weiß, kein schlecht oder gut, sondern bestimmte Konstellationen, die eben zur Risiko- oder zur Schutzfunktion führen können. Dr. Xund erwähnte noch ein anderes Beispiel: Das TNF-α-Gen könne für Fettsucht, Asthma und einen bestimmten Tumor, das Non-Hodgkin-Lymphom, verantwortlich sein; es könne aber auch, wenn man das »Diseasom« als ein Netzwerk verschiedener Risikofaktoren mit Knotenpunkten darstelle, über einen Knotenpunkt Einfluss auf Brustkrebs, Prostatakrebs, multiple

Myelome oder Schizophrenie haben. Daraus sei, sagte Dr. Xund, die Erkenntnis abgeleitet worden, dass man eigentlich nicht von Krankheit (engl. »Disease«), sondern eher von »Diseasom« sprechen sollte, da viele Faktoren das Auftreten einer Krankheit positiv oder negativ beeinflussen bzw. das Risiko auch in andere Erkrankungen lenken können. Dies eröffne für die Genetiker in der Epidemiologie ganz neue Möglichkeiten, nämlich Gruppen mit ähnlichen genetischen Settings zu identifizieren und anhand verschiedener Lebensumstände zu beobachten, welche Krankheiten tatsächlich ausbrechen. Dies würde bedeuten, dass man den Impact von Lebensstilfaktoren auf bestimmte Genmuster wesentlich besser beschreiben und damit auch individuelle präventive wie rehabilitative Strategien entwickeln könne. Was auch den Erkenntnissen der Systembiologie entspräche, da die richtige Intervention für die richtige Person zum richtigen Zeitpunkt mit dem Ausbruch, dem Schweregrad und dem Langzeitverlauf wie auch dem Ansprechen auf bestimmte Therapien korreliere. Schließlich meinte Dr. Xund, dies sei ein sehr präventiv orientierter Ansatz, da zwar viele Risikofaktoren durch Polymorphismen in den Genen festgelegt wären, Umwelteinflüsse bzw. Lebensfaktoren allerdings wesentlich und ganz entscheidend das Auftreten oder Ausbrechen von Krankheiten aufgrund genetischer Risiken beeinflussen, was letzten Endes in individuelle Präventions- bzw. Rehabilitationsstrategien münden könne.

Laut Dr. Xund ist dies ein hoher epigenetischer Effekt, der derzeit noch kaum näher definiert werden könne, da man am Anfang eines riesigen Forschungsfeldes stehe, das aufzeige, dass das komplexe Phänomen von Gesundheit bzw. das Auftreten und Manifestwerden von Risikofaktoren für bestimmte Erkrankungen andauernd durch Genom-/Umwelteinflüsse und Interaktionen verändert werde. Da erste Forschungsergebnisse darlegten, dass auch Infektionserkrankungen und soziale Umweltfaktoren einen epigenetischen Effekt haben können, komme man zunehmend zur Ansicht, dass auch nicht mehr zwischen infektiösen und nicht infektiösen Erkrankungen unterschieden werden könne, da auch Infektionskrankheiten durchaus epigenetische Effekte bzw. Effekte auf bestimmte Expressionsmuster verschiedener Gene zu bestimmten Zeitpunkten haben können.

Um dieses Forschungsfeld abzurunden, erwähnte Dr. Xund richtungweisende Publikationen einer deutschen Wissenschaftlerin namens Brandt, die folgende Möglichkeiten hinsichtlich der Risikoabschätzung durch genetische Erkenntnisse definiere: Gefahrenidentifikation sowohl im Sinne des genetischen Risikos als Risiko, als auch als Chance im protektiven Sinn. Des Weiteren sollte durch Analyse der Gen/Gen- und Gen/Umwelt-Interaktionen eine Dosis-Wirkungs-Abschätzung bestimmter Lebensstilfaktoren möglich sein. Dies beträfe insbesondere den Einfluss regelmäßiger körperlicher Aktivität bzw. lang dauernder Inaktivität auf die Expression verschiedener Gene, zumal aus den bisherigen Erkenntnissen abzuleiten sei, dass der Mensch als Bewegungswesen regelmäßige körperliche Aktivität benötige, damit die Genexpressionen optimal funktionieren, was so viel hieße, dass sie einen stabilen Gesundheitszustand ermöglichten. Darüber hinaus seien eine Abschätzung der Exposition unter Berücksichtigung der Epigenetik, insbesondere mit der Fragestellung, wie starke Umweltreize das menschliche Genom beeinflussen, sowie die Abschätzung von tatsächlich erhöhtem individuellen Risiko, anstelle einer statistischen Risikoeinordnung, wichtig.

Dr. Xund schloss ihre Beratung mit dem Hinweis, dass als Zukunftsoption sowohl Maßnahmen der Verhaltensprävention wie auch der Verhältnisprävention bei Subpopulationen erfolgreich sein könnten, vor allem dann, wenn im Hinblick auf bestimmte Risiken bzw. Genetik/Umwelt-Interaktionen der Einfluss der Umwelt größer anzusehen sei als der Einfluss der Genetik.

Jonas war schwer beeindruckt. Allerdings war er sich nicht

sicher, ob eine Untersuchung dieser Art auch für ihn in seinem doch schon etwas höheren Lebensalter noch Sinn machen würde. Dr. Barbara Xund zerstreute seine Bedenken und versicherte ihm glaubhaft, dass es »nie zu spät sei« einerseits mit präventiven bzw. rehabilitativen Maßnahmen zu beginnen, um nachhaltige Lebensstilveränderungen zu implementieren, andererseits durch eine genetische Risikoabschätzung die Möglichkeit zu einer individuelleren Therapie wahrzunehmen.

Jonas willigte ein. Er witterte seine Chance, dank der wissenschaftlichen Rasanz seinem Leben eine lebenswerte Wendung zu geben. Nach wenigen Minuten war sein Mundabstrich fertig. In etwa drei bis vier Wochen sollte er sein Ergebnis erfahren. Plötzlich hatte Jonas das Gefühl, ein neuer Mensch zu sein. Er musste an Fred denken, der diese Chance nicht mehr bekommen hatte. Jonas wusste, er würde sie nützen. Auch im Sinne seines toten Freundes.

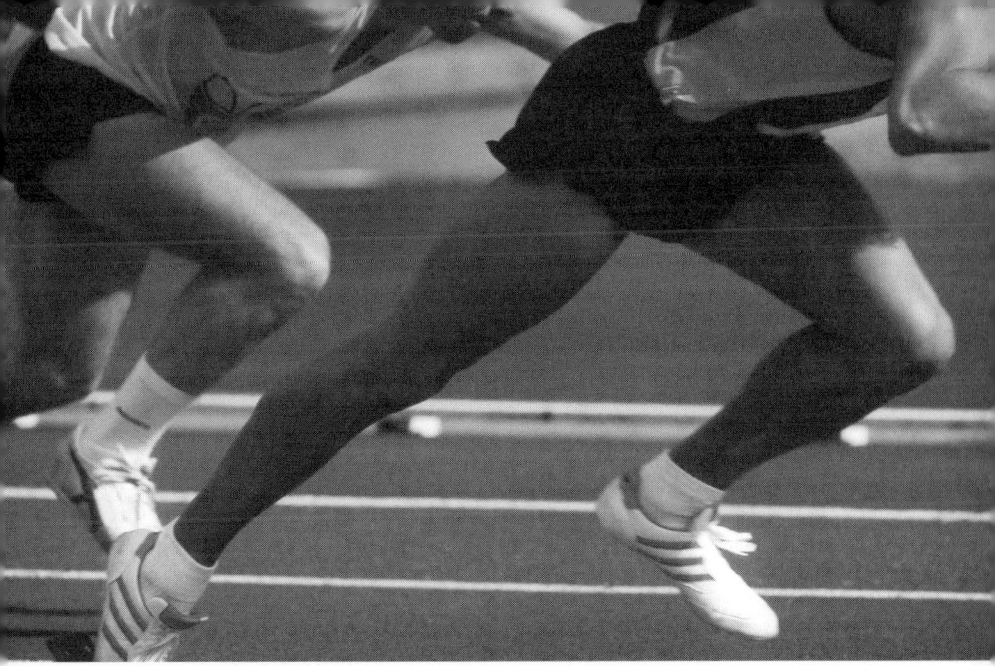

DER KAMPF GEGEN DIE ZEIT

Die wirklich bewegenden Geschichten schreibt das Leben. Schöne wie hässliche, fröhliche wie traurige. Eine sei hier angeführt, ihr Titel könnte lauten: Überlebt und doch daran gestorben – oder: Das traurige Ende einer medizinischen Erfolgsgeschichte. Tony Huesman aus Ohio bekam 1978 ein Spenderherz. Er lebte 31 Jahre lang mit dem Fremdkörper. Weltrekord. Dann ist er gestorben. An Hautkrebs. Tony Huesman, dessen Schwester ebenfalls mit einem Spenderherz leben musste (sie starb im Alter von 29), wurde 51 Jahre alt. Nach Angaben seiner Frau Carol litt er an einem Melanom, der bösartigsten Form von Hautkrebs. »Tony war so enttäuscht, als er erkannte, dass der Krebs ihm das Leben nehmen würde, nachdem er so lange mit dem Spenderherz gelebt hatte«, erzählte seine Witwe. Doch diese bittere Ironie hat eine grausame Logik. »Das ist eine normale Reaktion«, sagt Ernst Wolner, Professor am Wiener Allgemeinen Krankenhaus. »Durch die Transplantation und die darauf folgenden Nachbehandlungen durch Medikamente, damit das Herz nicht abgestoßen wird, kann durch die Nebenwirkungen die Immunabwehr des Patienten geschwächt werden, was wiederum die Chance erhöht, Krebs zu bekommen.«

Warum ist Krebs nicht in den Griff zu bekommen? Professor Wolner: »Es weiß noch immer niemand, woher und warum man ihn bekommt. Warum bekommt man Bauchspeicheldrüsenkrebs, warum Darmkrebs? Gewisse Verhaltensmuster lassen sich erkennen, aber das allein genügt nicht. Krebs lässt sich nicht heilen, aber in gewissen Varianten in eine stabile chronische Krankheit verwandeln, wie man das bei der Immunschwächekrankheit AIDS praktiziert.«

Gute Nachrichten kommen von der Pharmaindustrie und aus der Grundlagenforschung. Die gefürchtete Chemotherapie ist zwar nach wie vor unverzichtbarer Bestandteil herkömmlicher Heilungspraktiken, doch lassen sich in Kombination mit neuen Substanzen immer größere Erfolge erkennen. Beispiel Bevacizumab: Das schier unaussprechliche Mittel führte in Kombination mit der Chemotherapie in einer Studie, durchgeführt an Dickdarmkrebspatienten, zu einer Rückbildung, teilweise gar zum Verschwinden der Lebermetastasen. Generell hat sich in den vergangenen Jahrzehnten in der Krebsforschung Entscheidendes getan, mittlerweile beträgt die Heilungschance durchschnittlich 50 Prozent. Die Lebenserwartung von Krebspatienten hat sich drastisch erhöht, dank verbesserter Früherkennung. Beispiel Brustkrebs: Früher verstarb eine Frau mit metastasiertem Brustkrebs innerhalb von etwa 18 Monaten. Heute lässt sich die Lebenserwartung mithilfe von Chemotherapie und sogenannten Biologicals auf das Doppelte verlängern. Das Medikament Safenib soll die progressive Überlebenszeit der Patientinnen um 74 Prozent verlängern. Bis derartige lebenserhaltende Medikamente auf die Menschheit losgelassen werden können, wird aber noch viel Zeit vergehen und viel Arbeit nötig sein. Die Arbeit der Grundlagenforscher. Sie bewegen sich immer im Neuland. Viel Frust begleitet sie dabei. Aber auch viel Freude. Manchmal.

Genetik und Stammzellenforschung

Die DNA. Trägerin der Erbinformation. Tummelplatz der Gene. Mystisches Symbol des Lebens. Die DNA ist ein langes, leiterartiges Molekül, das eine Doppelhelix ausbildet. Organisiert ist sie in Gestalt von Chromosomen, wobei diese einen DNA-Doppelstrang enthalten. DNA und Proteine, die am häufigsten in Zellen vorkommenden Bestandteile, sind die Träger von Chromosomen, in ihnen ist die gesamte Erbsubstanz des menschlichen Körpers in Genen verschlüsselt. Das DNA-Molekül ist aus einer langen Kette von nur vier verschiedenen Bausteinen gezimmert, die man Nukleotide nennt und deren Reihenfolge den genetischen Code oder das genetische Alphabet darstellt. Die DNA bildet mRNA (Messenger-RNA ist ebenfalls eine Nukleinsäure, sie ist einzelsträngig und kann mit einem DNA-Strang komplementäre Strukturen bilden), die wiederum Proteine herstellt. Die RNA spielt eine zentrale Rolle in menschlichen Zellen, sie ist eine Gen-Informationsträgerin, die selbst aktiv werden kann.

Die Genetik, die ihren Ausgangspunkt Mitte des 19. Jahrhunderts in einem Klostergarten nahm, in dem der Augustinermönch Gregor Mendel verschiedene Sorten von Erbsen zu kreuzen begann, bildet den Kern der Biologie. Mendel und seine Vererbungslehre (durch seine Kreuzungsexperimente konnte er die regelhafte Aufspaltung der Merkmalsanlagen nachweisen) standen am Beginn einer Entwicklung, die zurzeit unaufhaltsam voranschreitet. »Diese Richtung wird uns den Weg in eine gute Zukunft weisen. Die Menschheit wird enorm profitieren«, sagt Gottfried Köhler. Der Molekularbiologe forscht in Wien nach tauglichen Heilmethoden für schwere Krankheiten wie den Krebs.

Große Hoffnung setzt die Wissenschaft in die Erforschung der Stammzellen. Sie sind der Ursprung aller Zellen, aus denen sich die rund 200 Gewebetypen des menschlichen Körpers zusammensetzen. Es sind primitive Zellen, die sich unendlich vermehren und über eine einzigartige Fähigkeit verfügen: Sie können sich zu differenzierten Zellen mit spezialisierten Funktionen entwickeln, wie sie im Gehirn, im Herz, der Leber und der Muskulatur vorkommen. Reife, voll differenzierte Zellen replizieren sich im Gegensatz zu den Stammzellen nicht bzw. verändern sich nicht zu verschiedenen Zelltypen.

Nach einer Teilung können die Tochterzellen wieder zu Stammzellen mutieren oder sich gewebespezifisch, etwa zu Herz-, Nerven-, Haut- oder Muskelzellen, differenzieren. Nicht zuletzt deshalb gelten sie als große Hoffnungsträger für die Medizin im Kampf gegen Krebs, Diabetes oder Herzerkrankungen. Von Diabetes sind weltweit 260 Millionen Menschen betroffen, in Österreich sind es 600.000. Allein diese Zahlen zeigen die Dimensionen, die sich hier auftun.

Man unterscheidet verschiedene Typen von embryonalen Stammzellen: gewonnen aus überzähligen Embryonen, abgetriebenen Föten, durch Klonen einer Eizelle, zudem gibt es adulte Stammzellen, die von Erwachsenen stammen, die sich aber, anders als embryonale Stammzellen, nur begrenzt vermehren und entwickeln können. Nach der Geburt sind alle Organe grundsätzlich vollständig ausgebildet und einsatzbereit, zelluläre Umbau- und Reparaturvorgänge finden jedoch das ganze Leben über statt. Wie ein Baustellenbetrieb, auf dem die Arbeit niemals ruht.

Adulte Stammzellen, die in mehr als 20 Organen bzw. Geweben nachgewiesen wurden, basteln am Nachwuchs für Ersatzzellen. Sie sind neben den embryonalen Stammzellen die großen Hoffnungsträger auf dem Gebiet der regenerativen Medizin, nicht zuletzt deshalb, weil ihre Gewinnung ethisch unbedenklich ist. Adulte Stammzellen lassen sich aber im Labor nur schwer vermehren und müssen vornehmlich aus dem Körper gewonnen werden.

Einige Stammzellen werden als totipotent bezeichnet, das heißt, sie können sich zu jeder reifen Zelle des Körpers entwickeln. Andere Stammzellen wiederum sind pluripotenten Typs und können sich nur zu einem von mehreren reifen Zelltypen entwickeln. Verschiedene Forscherteams haben sich in den vergangenen Jahren der pluripotenten Variante zugewandt, sie isoliert und kultiviert. Werden diese Zellen mit Wachstumsfaktoren oder Hormonen behandelt, differenzieren sie sich zu Zellen mit den Eigenschaften von Nieren-, Nerven-, Leber- oder Herzzellen. Die Hoffnung der Wissenschaft beruht nun darauf, dass diese Stammzellen eines Tages uneingeschränkt spezialisierte Zellen hervorbringen werden, mit denen beschädigte und abgestorbene Gewebe ersetzt werden können. Dann könnten Stammzellen zur Behandlung von Parkinson, Alzheimer, Herzerkrankungen oder Rückenmarksverletzungen eingesetzt werden.

Auch im Kampf gegen Krebs erhoffen sich die Forscher starke Impulse. Werden die Patienten mit Chemotherapie und Bestrahlung behandelt, kann das Knochenmark und das Immunsystem beschädigt werden. Durch die Übertragung von Blutstammzellen bekommen die Betroffenen ein funktionsfähiges neues Knochenmark und somit ein neues Immunsystem zurück.

Doch zurzeit steht die Wissenschaft noch vor einem ganz anderen Problem: »Der Tumor ist weg nach der Therapie, und dann plötzlich ist der wieder da. Ein Phänomen bei vielen Tumoren, das uns nach wie vor beschäftigt«, sagt Jürgen Knoblich, Senior Scientist am Institut für molekulare Biotechnologie (IMBA) der Österreichischen Akademie der Wissenschaften. Er forscht seit 1997 im Bereich Zellteilung. Seine Spezialität, die Stammzellenforschung, wird einen Paradigmenwechsel in der Grundlagenforschung einleiten. 2009 erhielt der Forscher den Wittgensteinpreis, den wichtigsten Wissenschaftspreis Österreichs. Die Forschungen, die er und andere vorantreiben, stecken heute noch in den Kinderschuhen, aber sie werden sich in diesem Jahrhundert in Siebenmeilenstiefel verwandeln.

»Wir gehen davon aus, dass Gene, wenn sie bei Mäusen eine Funktion haben, diese dann auch bei Menschen zeigen«, sagt Jürgen Knoblich. Anders als bei der üblichen Zellteilung (Mitose), bei der zwei idente Tochterzellen entstehen, teilen sich Stammzellen asymmetrisch. Eine Tochterzelle bleibt eine Stammzelle, die andere wird zu einer spezialisierten Zelle, etwa einer Hautzelle. Wie das auf molekularer Ebene genau funktioniert und welche Gene und Proteine dabei eine Rolle spielen, hat der Wissenschaftler am Modellorganismus der Fruchtfliege aufgeklärt. Für die Krebsforschung ist das von besonderer Bedeutung, schließlich spielt die asymmetrische Zellteilung eine wichtige Rolle bei der Tumorentstehung.

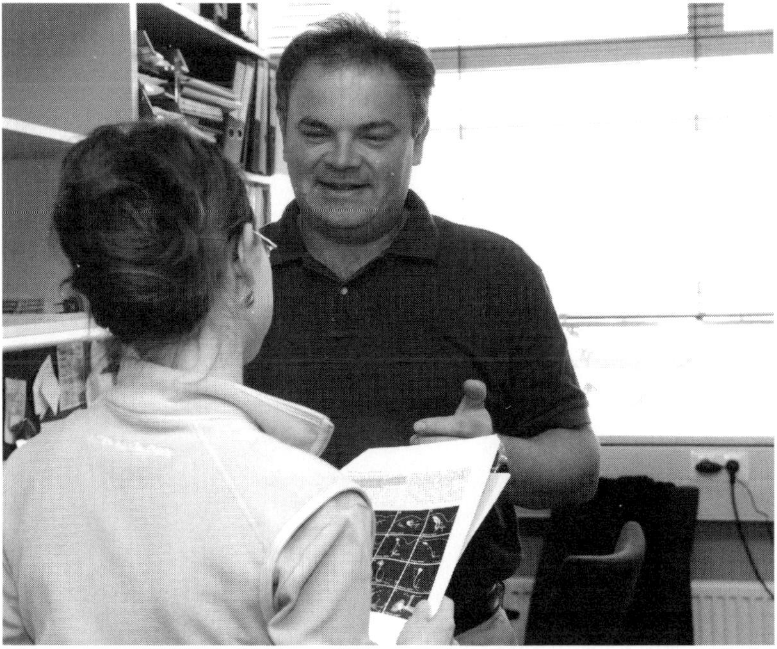

Der Genetiker Jürgen Knoblich

»Wir kennen seit einigen Jahren alle Gene. Wir haben eine Liste. Nun können wir darangehen, nach der Reihe alle Gene auszuschalten.« Einzelne Gene isoliert zu betrachten genüge längst nicht mehr, meint Knoblich, viel wichtiger sei es, die Funktionen in einem systembiologischen Zusammenhang zu erkennen. Durch die neuartige Methode werde es nun möglich, komplexe biologische Vorgänge über alle Gene hinweg zu erheben und einzuordnen. »Diese genomweiten Analysen läuten eine neue Ära der Biologie ein.«

Jürgen Knoblich studiert nicht den kranken, sondern den gesunden Organismus. Jenen der Fruchtfliege. »Will ich verstehen, was ein Tumor ist, dann muss ich wissen, wie eine gesunde Zelle ihre Zellteilung steuert. Tumor ist eine Krankheit, bei der vieles falsch läuft. Manchmal setzen die Zellen einfach zu einer Revolution an.« Eine Revolution mit schwerwiegenden, mitunter tödlichen Folgen.

Am Anfang steht eine einfache Fliege, Drosophila melanogaster heißt das winzige Lebewesen. »Das sind Organismen, die auf effiziente Vermehrung und effizientes Wachstum optimiert sind. Also wunderbare Anschauungsmodelle.« Anders als der Mensch, bei dem »alles so kompliziert, so verfahren, so langsam« ist. Zermürbend für Wissenschaftler, die auf der Suche nach den Ursachen für todbringende Krankheiten keine Zeit verlieren wollen.

Der Wiener Kreis um Jürgen Knoblich geht von der Tumorstammzellenhypothese aus, die besagt, dass Tumorzellen einer Hierarchie gehorchen. »Diese Zellen können jenes machen, andere können wieder anderes. Die Stammzellen können alles machen. Die halten den ganzen Tumor aufrecht. Das sind ungeheure Implikationen für die Therapie. Stammzellen teilen sich nicht schnell. Sie sitzen in einer Nische, geschützt. Wenn ich eine Therapie anwende, die einerseits den Tumor schrumpfen lässt, bleiben andererseits die Stammzellen übrig. In ihren Nischen. Das wiederum erklärt, weshalb der Tumor wieder zurückkommt. Bei verschiedenen Tumorarten wie Leukämie ist die Tumorstammzellenhypothese schon ziemlich anerkannt.«

Die Frage lautet nun, wie regulieren Stammzellen ihre Zellteilung? Eine Nicht-Stammzelle teilt sich zwei, vier, acht Mal usw. Die Stammzelle hingegen verfügt über eine weitere Art der Regulation. Sie hat zwei Tochterzellen, eine bleibt Stammzelle, die andere spezialisiert sich. Einerseits eine Kopie von sich selbst, andererseits Gewebe. Eine unendliche Quelle für Zellgewebe. Die Stammzellen müssen die Balance zwischen den beiden Zelltypen regulieren, sie können die Menge an Gewebe, die sie produzieren, auch steuern.

Um diesen Prozess nachzuahmen, der wundersamen Zellvermehrung und deren Ursprung auf die Spur zu kommen, untersuchten die Wissenschaftler die Borsten der Drosophila. Ein Gen nach dem anderen wurde ausgeschaltet. Kern des Projekts war der sogenannte Notch-Delta-Signalweg, eine Signalkette, die beim Menschen wesentlich am Tumorwachstum sowie an zahlreichen Erbkrankheiten beteiligt ist. Bei der Fliege kontrolliert dieselbe Signalkette die Anzahl der Rückenhaare. Findet man veränderte Borsten, weiß man, dass man ein Gen gefunden hat, das diesen Signalweg beeinflusst. Dann gingen Knoblich und seine Kollegen daran, die Vernetzungen der Gene untereinander genauer zu untersuchen. »Wenn ich ein Gen manipuliere, wie verändern sich dann alle anderen? Wir wollen klären, welche dieser Gen-Netzwerke für die Tumorentstehung und Stammzellenkontrolle beim Menschen relevant sind.«

Faszinierende Bausteine

Der Mensch verfügt über rund 30.000 Gene. Greift man wahllos zwei Exemplare aus der milliardengroßen Gesamtbevölkerung heraus, stellt man fest, dass rund 99 Prozent ihrer Gene identisch sind. Dies mag befremden und erstaunen. Schlechte Nachrichten auf jeden Fall für Rassisten: Menschen unterschiedlicher ethnischer Herkunft können einander genetisch ähnlicher sein als Individuen innerhalb derselben Gruppe.

Die Wissenschaft jedoch konzentriert sich auf eine vergleichsweise geringe Anzahl sogenannter Schreibfehler im Genom, die SNPs (Single Nucleotide Polymorphisms), die Menschen für bestimmte Krankheiten anfällig machen.

»Als man das menschliche Genom entschlüsselt hat, hat man sich gedacht, die sind ja alle gleich. Wichtig ist aber: Auch soziales Verhalten wird weitergegeben«, erklärt Professor Köhler aus Wien.

Auf der Suche nach den Bestandteilen und den Wirkungsmechanismen des menschlichen Organismus greift man wieder auf Tiere zurück. »Der nächste Schritt ist jener von der Fliege zur Maus. Aber dann dauert es sicher noch Jahre, bis die Erkenntnisse in der klinischen Phase für den Menschen anwendbar sein werden«, sagt Jürgen Knoblich, der mit seinem Team nach Regulatoren sucht, nach den Schlüsselspielern. Hat man einen gefunden, heißt es warten, bis er in Tumorproben auftaucht. Warten und Beobachten. Fragen und Erkennen. Anderes bleibt den Genetikern vorab nicht zu tun, denn Forschung am Menschen, verlorene Gene einzupflanzen und zu beobachten, ob Heilung eintritt, ist ein Ding der Unmöglichkeit, allein aus ethischen Gründen. Wer Menschenversuche macht, rückt in die Nähe nationalsozialistischer Wissenschaftsauffassung.

Doch wann wird das komplexe Wesen Mensch von den neuen Forschungszweigen profitieren können? Jürgen Knoblich ist vorsichtig mit Prognosen. »Man tut der Wissenschaft nichts Gutes, wenn man allzu große Versprechungen macht, selbst wenn die auf realistischem Hintergrund getätigt werden. In den 1970er-Jahren hat man in den USA großspurig den *War Against Cancer* ausgerufen. Da wurde versprochen, in zehn Jahren würden wir den Krebs besiegt haben. Damit ist viel zerstört worden. An Vertrauen in die Forschung und in neue, vielversprechende Forschungsrichtungen. Wenn ich heute sage, in 15 Jahren sind wir auf dem Mars, dann sage ich, ja, das könnte hinkommen. Das ist vergleichsweise einfacher zu realisieren als die Prognose, dass zur gleichen Zeit Krebs heilbar sein wird.«

Mit aller gebotener Vorsicht wagt sich der Stammzellenforscher zumindest ein wenig nach vor: Rund um das Jahr 2025 könnten die Erkenntnisse aus der Stammzellenforschung in die klinische Phase gelangen. Für alle, die schon jetzt schwer erkrankt sind, freilich ein schwacher Trost. Stammzellenforscher Knoblich: »Doch vielleicht gibt es bis dahin schon taugliche Gentherapien. Die werden noch sehr zögerlich genehmigt, da man bei den ersten Versuchen keine Kontrolle hatte. Da haben Patienten Tumoren entwickelt. Das hat dazu geführt, dass man vorübergehend mit derartigen Experimenten aufgehört hat.« Mittlerweile gibt es relativ sichere Möglichkeiten, doch das ändert nichts an der Skepsis in der öffentlichen Wahrnehmung.

Doch Krebs ist ohnehin nur ein Problemfeld unter vielen. Jürgen Knoblich: »Da gibt es vergleichsweise viel schlimmere Krankheiten, auch wenn die weniger oft in der Öffentlichkeit genannt werden. Die Lungenfibrose etwa, da haben die Betroffenen keine Chance. Oder die Multiple Sklerose. Auch da schaut es sehr schlecht aus.« Der Forscher räumt aber ein, dass die Wissenschaft immer weiter denkt, als sie publiziert. Der nächste Schritt führt in die bereits erwähnte Systembiologie. Gene parallel zu betrachten, davon verspricht sich die Wissenschaft sehr viel. »Die Systembiologie wurde schnell populär. Vielleicht zu schnell, weshalb sie bald ein wenig in Verruf geriet, da sie überhöht dargestellt wurde. Als eine Art Allheilmittel, und alles Mögliche wurde gleich als Systembiologie bezeichnet. In meinem Labor ist sie eine wichtige Richtung. Wir nehmen alle Gene und ordnen sie Zahlen zu, da kann ich die Mathematik zurate ziehen, Korrelationsanalysen erstellen. Ich suche nach Häufungen, das ist eine sehr komplexe Angelegenheit. Ich hatte niemals gedacht, dass das funktioniert. Und doch hat es funktioniert.«

Die Beobachtungen erlauben das Erkennen von Netzwerk-Topologien. »Wir betreiben gerade systemische Analysen. Zum Beispiel bei der Fibrose. Das ist eine systemische Krankheit. Da kippen Zellen plötzlich einfach um. Das sind die nächsten Fronten der Wissenschaft. Diesbezüglich ist noch nichts vorhersehbar, wie und wann man medikamentös eingreifen wird können.«

Grundlagenforschung, sagt Jürgen Knoblich, ist wie wenn jemand vor einem Radio steht und noch nie ein solches Gerät gesehen hat. Dann versucht er es zu zerlegen und es zu verstehen. Gegenwärtig sind alle diesbezüglichen Überlegungen zwar erlaubt, aber noch nicht spruch- oder gar druckreif. »Ob ich das noch erleben werde, dass man etwa bei Fibrosen medikamentös erfolgreich eingreifen wird können, das weiß ich nicht.«

Doch der Pioniergeist der neuen Wissenschaft hat die Welt erfasst. Überall wird probiert und genetisch getrickst. Dabei tauchen oft erfreuliche Gesellen auf. Die iPS-Zellen etwa. Sie entstehen aus Körperzellen, können sich in verschiedene Zelltypen differenzieren und ähneln den menschlichen embryonalen Stammzellen. Erstmals schafften es der japanische Stammzellenforscher Shinia Yamanaka und parallel dazu der deutsche Wissenschaftler Rudolph Jänisch im Jahr 2006, induzierte pluripotente Stammzellen (iPS-Zellen) aus Bindegewebszellen von Mäusen zu erzeugen. Ein Jahr darauf gelang dasselbe mit menschlichen Bindegewebszellen, was wiederum der ethischen Debatte rund um die Verwendung embryonaler Stammzellen neuen Zündstoff gab.

Später gelang es Yamanaka und seinem Team, Zellen zu verwenden, die Leber und Magen auskleiden, die Zellen programmierten sie mithilfe von vier eingeschleusten Genen zurück, erhielten so induzierte pluripotente Stammzellen. Diese verhielten sich nahezu wie embryonale Stammzellen. Als sie die Zellen in Mäuseembryonen transferierten, entwickelten sich daraus Tiere, die aus beiden Zellarten bestanden. In keinem Fall erkrankten die Mäuse an Krebs, was bis dahin – durch das Einschleusen von Genen mittels Viren – ein Problem gewesen war. Heute ist die Reprogrammierung ohne Viren möglich, 2009 wurden iPS-Zellen präsentiert, die keinerlei Kontrollgene mehr im Erbgut enthalten. Mithilfe der iPS-Zellen soll es einmal möglich sein, Ersatz für verschlissenes Gewebe heranwachsen zu lassen und damit maßgeschneiderte Therapien zu ermöglichen.

Für Menschen, die von Krebs, Morbus Alzheimer oder Multipler Sklerose betroffen sind, liefern die Grundlagenforschung und in weiterer Folge die Pharmaindustrie, die Ende 2009 an rund 500 neuen Arzneimitteln und Therapien arbeitete – die bis 2013 markttauglich gemacht werden sollten –, Anlass zu großer Hoffnung. Für mehr als hundert Krankheiten werden drastische Verbesserungen prophezeit.

Die genetische Forschung hat bereits Beachtliches erreicht. Ein Enzym namens mTor zum Beispiel reguliert Zellwachstum und Zellteilung, Hemmstoffe dieses Proteins werden als Arzneimittel verwendet. Diese steuern ein Ziel in der Krebszelle an, das Wachstum, Absterben und Vermehrung kontrolliert. Damit nimmt der Traum von tauglichen immunologischen Therapien realistische Formen an. In den USA wurden bereits erste Erfolge vermeldet, positive Effekte bei einer auf Immunzellen basierten Impfung bei Prostatakrebs im fortgeschrittenen Stadium waren festzustellen. Immunzellen agieren wie die Polizei, sie suchen nach Eindringlingen, beispielsweise nach Keimen, und präsentieren diese dem Immunsystem dergestalt, dass es auf Abwehr schaltet; damit wird eine Immunreaktion auf den Tumor ausgelöst. Auch sind bereits seit 2009 Wirkstoffe gegen besonders aggressive Gehirntumorarten in klinischer Phase etabliert. Die Ergebnisse der sogenannten SAPPHIRE-Studie entscheiden über die Zulassung der »Targeted Therapy« als Medikament. Das ist eine zielgerichtete Therapie, bei der ein Stoff namens Trabedersen eingesetzt wird. Untersucht werden Patienten, bei denen die Tumoren nach einer Therapie erneut auftreten oder nicht auf die medizinische Standardtherapie ansprechen. Im Gegensatz zu traditionellen Zugängen wie der Chemotherapie wirkt Trabedersen an den molekularen Wurzeln und beschädigt auch kein gesundes Gewebe. Ein Paradigmenwechsel im Kampf gegen Krebs.

Der Stammzellenforscher Jürgen Knoblich freut sich über diese Entwicklungen, glaubt allerdings nicht, »dass man in 30 Jahren jeden Krebs heilen wird können, aber man wird enorme Fortschritte gemacht haben. Es kommen von der Molekularbiologie – also wie man Gene manipulieren kann – immer neue Impulse. Aber es gibt noch so wenige Medikamente auf dem Markt. Erst jetzt beginnt dieser Sektor langsam zu wachsen. Ich glaube schon, dass demnächst eine Revolution passieren wird. Es tut sich viel in der Medizin.«

Die Entschlüsselung der Erbsubstanz öffnete eine Tür in völlig neue Bereiche. Ähnlich müssen sich Entdecker vergangener Jahrhunderte beim Betreten von Neuland gefühlt haben. Mittlerweile können alle drei Milliarden Bausteine des menschlichen Genoms entziffert werden, was allerdings nur bedingt aussagekräftig ist, zumal, wie bereits erwähnt, 99 Prozent der Gene bei allen Menschen gleich sind. Im Fokus stehen deshalb jene paar Millionen im Genom verankerten »Schreibfehler«, die die Menschen für bestimmte Krankheiten anfällig machen. Eine diesbezügliche »Erstbegehung« machte der amerikanische Gentechnik-Spezialist Craig Venter – der im Jahr 2000 das Humangenom entschlüsselt hatte –, als er 2008 als erster Mensch seine komplette DNA-Sequenz in einer Fachzeitschrift publizierte. Die Erkenntnisse waren für Venter nicht gerade berauschend. So weist er etwa ein erhöhtes Risiko für Alkoholismus sowie antisoziales Verhalten auf, ebenso verfügt er über ein erhöhtes Risiko, an Alzheimer zu erkranken oder einen Herzinfarkt zu erleiden, worauf er folgerichtig cholesterinsenkende Medikamente einzunehmen begann. Was er gegen seine asozialen Potenziale tun soll, stellte ihn schon vor größere Probleme. Die Verkaufsargumente jener Wissenschaftler, die DNA-Analysen per Internet anbieten (das reicht bis zu seriösen Tests zu mehr als 2.000 Krankheiten und Anlagen samt detaillierter Analyse von Experten), klingen hingegen höchst einleuchtend: Je mehr der Mensch über seine Veranlagungen Bescheid weiß, desto eher kann er durch diverse Änderungen im Lebensstil seinem genetischen Schicksal entgegenwirken.

Doch zum einen bräuchte man für derartige Erkenntnisse manchmal nicht unbedingt eine aufreibende Reise ins Ich, denn wenn – wie in Venters Fall – der Vater früh an einem Herzinfarkt verstorben ist, deutet dies bereits ein erhöhtes Risiko für den Sohn an. Und zum anderen, wer will schon alle potenziellen Gefahren der Zukunft wissen? Wird er dann nicht erst recht psychischen Druck mit sich herumschleppen, der ihm zusätzliche Krankheiten bringt – im Sinne einer *self fulfilling prophecy*? Wer will tatsächlich alle Zweifel beseitigt wissen? Wäre es nicht ein von Langeweile geprägtes Dasein, könnten alle Schwächen prophylaktisch bekämpft werden? Vielleicht könnte man auch gleich das Todesdatum errechnen. Craig Venter wählte einen pragmatischen Zugang zu seinen zweifelsohne bahnbrechenden Erkenntnissen. Er geht ohnehin davon aus, dass der Mensch neue Organismen schaffen wird, um die drängenden Probleme der Welt zu lösen. In seiner 2009 erschienenen Autobiografie »Entschlüsselt. Mein Genom« schreibt er: »Heute bin ich der erste chemische Apparat, der seine eigene Sequenz betrachten kann.« Er wird mit Sicherheit nicht der letzte sein.

Wenn die Pumpe versagt

Todesursache Nummer eins in der westlichen Welt sind nach wie vor Herz-Kreislauf-Erkrankungen. Das Herz wird gern als Pumpe bezeichnet, analog dazu kann man sich die Blutgefäße als Rohrsystem vorstellen. Wenn nun irgendwo im weit verzweigten Netz Ablagerungen oder gar Verstopfungen entstehen und diese Ablagerungen durch den Blutstrom hinweggeschwemmt werden, entstehen lebensbedrohliche Systemstörungen: Herzinfarkt oder Hirnschlag. Ganz so einfach ist die Geschichte allerdings nicht, zumal auch das Immunsystem eine entscheidende Rolle spielt. Die Arteriosklerose, umgangssprachlich Arterienverkalkung genannt, kann als Systemerkrankung der Schlagadern gesehen werden, die zu Ablagerungen von Blutfetten oder Thromben führt.

Bei all der traurigen Statistik rund ums Herz gibt es dennoch Positives zu vermelden. Herzspezialist Ernst Wolner kennt die Gründe dafür. »Die Leute rauchen nicht mehr so hemmungslos wie früher, und sie leben generell bewusster. Und meistens stirbt man weniger an den genetischen Vorbedingungen, sondern an den vererbten Verhaltensstörungen.« Soziales Verhalten als Faktor.

Die Epigenetik (»epi« stammt aus dem Griechischen und bedeutet »obenauf«, »daneben«) beschäftigt sich ebenfalls mit Faktoren abseits der Gene. Epigenetiker untersuchen, welche Variablen die Gene bei der Entwicklung von der Keimzelle bis zum erwachsenen Organismus beeinflussen bzw. steuern, ohne selbst Gen zu sein – epigenetische Marker befinden sich auf der DNA, diese Biomoleküle wirken wie Schalter, die Gene an- und ausschalten. Die epigenetischen Signale können verantwortlich sein für physische und psychische Leiden und werden von Eltern an Kinder weitergegeben, lassen sich aber durch eine veränderte Lebensweise, zum Beispiel Ernährung, beeinflussen. Die Entwicklung des Menschen allein auf seine Gene zu reduzieren ist also eine unzulässige Vereinfachung. Rauchen, Zucker, Übergewicht sind Faktoren, die zu unseren Ungunsten intervenieren. Wem es gelingt, entsprechende Veränderungen in seinem Leben herbeizuführen, kann das Risiko erheblich reduzieren. Doch Verbissenheit ist mitunter ein ebenso schlechter Ratgeber.

Doktor Wolner: »Ich habe da einen Witz zur Verdeutlichung: Ein Patient kommt zu mir und sagt: ›Herr Professor, ich habe immer gesund gelebt, nichts geraucht, bei Frauen war ich mäßig, habe nie getrunken, nur gesportelt. Und jetzt habe ich schwere Probleme mit dem Herzen. Was sagen Sie dazu?‹ Dann antworte ich: ›Recht geschieht Ihnen.‹

Das heißt: Natürlich spielt die psychosomatische Komponente eine Rolle. Bei zusätzlicher genetischer Prädisposition für die Gefahren kann sich das durchaus auswirken.«

Verordnet wird moderate Bewegung, wenig bis gar nichts rauchen, nicht mehr als fünf Zigaretten pro Tag, sagt der erfahrene Mediziner. Stressfaktoren dürfe man nicht dominant werden lassen. Ein wenig Rotwein kann auch förderlich sein, er kann den Alterungsprozess verlangsamen, und auch beim Herzen positive Effekte erzielen. Aber Rotwein als Mittel zur Vermeidung von Herz-Kreislauf-Krankheiten? Wohl eher ein Märchen, denn die Wirkung ist bescheiden. Ernst Wolner hat auch für diese Geschichte eine Anekdote parat: »Die Franzosen, die gerne Roten schlürfen, haben weniger Herzkrankheiten. Dafür sterben sie früher an Leberzirrhose. Ein Scherz, natürlich, aber was ich damit meine: Alles mit Maß und Ziel.«

Denn auch die fittesten Menschen sind nicht zwangsläufig die gesündesten. »Viele sind Getriebene, sie brauchen immer den Kick, das Adrenalin. Doch das ist Gift für die Kranzarterien.«

Dabei ist die Rechnung so simpel: Eine halbe Stunde täglich genügt. Eine halbe Stunde Sport nur, dann wird beispielsweise das Krebsrisiko bei Männern halbiert. Wissenschaftler aus Finnland haben ein Jahr lang die sportlichen Aktivitäten von 2.560 Männern im Alter von 42 bis 61 Jahren analysiert, die bis dahin nicht an Krebs erkrankt waren. Ihr Augenmerk galt vor allem den metabolischen Werten, die Erkenntnisse über Leistung und Sauerstoffverbrauch bei körperlicher Betätigung liefern. 16 Jahre nach der Testreihe waren 181 Untersuchungsteilnehmer an Krebs gestorben, vor allem an Tumoren in Magen, Darm, Lunge, Prostata und Gehirn. Bei jenen Männern, die durch regelmäßigen Sport einen höheren Sauerstoffverbrauch hatten, gab es nur halb so viele Krebserkrankungen, selbst wenn andere Faktoren wie Alter, Gewicht, Alkoholkonsum und Rauchen berücksichtigt wurden. Der Studie zufolge wirkt sich maßvolle sportliche Betätigung positiv auf die Resistenz gegen Darm- und Lungenkrebs aus. An der positiven Wirkung auf das Herz-Kreislauf-System und generell den körperlichen Zustand ist ohnehin nicht mehr zu rütteln.

Kosmonaut und Versuchskaninchen

Wladimir ist ein hochdekorierter Wissenschaftskosmonaut. Er hatte Biotechnologie studiert und war zugleich ein viel beschäftigter Kampfflieger mit Spezialausbildung für die MIG 29. Ein Alleskönner, wie ihn jede Armee gern in ihren Reihen weiß. Später machte man ihm ein Angebot, in der Russischen Akademie der Wissenschaften mitzuarbeiten, und zwar am Institut für biomedizinische Probleme, dem bekanntesten weltraummedizinischen Forschungsinstitut des Landes. Sein Forschungsschwerpunkt war die Entwicklung von Nanopartikeln, die später in der Krebstherapie eingesetzt werden sollten. Doch gleichzeitig hatte er auch das Angebot bekommen, die Kosmonautenausbildung zu machen, und er entschied sich dafür. Man hatte ihm zugesichert, dass er in seinem Spezialgebiet weiterforschen konnte, da für länger dauernde Weltraumflüge in der Zukunft, insbesondere für Marsflüge, nanotechnologische Diagnostik sowie Therapiemethoden von Interesse waren.

Nach glänzenden Abschlussprüfungen kam Wladimir in den Pool 1, jene Gruppe mit den größten Chancen auf einen baldigen Flug auf die Raumstation MIR. Wladimir war körperlich bestens in Form, er trainierte regelmäßig Ausdauer, Kraft, Balance, Koordination, aber auch fernöstliche Kampftechniken. Der Aufenthalt in der Schwerelosigkeit war, wie Wladimir wusste, eine Herausforderung für den menschlichen Organismus, da viele Organe und Funktionskreisläufe dramatisch beeinflusst wurden. Waren es am Anfang vor allem das Gleichgewichtsorgan im Innenohr, das sich erst an die Schwerelosigkeit gewöhnen musste, sowie Herz und Kreislauf, die ihre Funktionen ebenfalls auf den fehlenden Schwerkraft-Vektor einzustellen und auch die Flüssigkeitsverteilung im Organismus auszugleichen hatten, waren es langfristig vor allem die Muskelabnahme bzw. die Abnahme der Knochendichte, da schwerelosigkeitsbedingt sämtliche Reize wegfielen.

Es gab Hilfsmittel, um die schwerelosigkeitsbedingte Inaktivität, vor allem der unteren Extremitäten, hintanzuhalten, Laufband- und Rudererergometer, Elektrostimulation sowie spezielle Anzüge, in die Gummizüge eingearbeitet waren, die die Extremitäten und den Rumpf in eine Art Beugehaltung brachten, gegen die man permanent durch aktive Muskelkontraktion anarbeiten musste. Innerhalb der Raumstation bewegte man sich durch ganz kleine Impulse mittels der Arme, man stieß oder fing sich ab, doch die Beine baumelten mehr oder weniger nutzlos herum. Der ideale Astronaut wäre eigentlich ein Wesen, dachte Wladimir, das mit Kopf, Rumpf und Armen sein Auslangen findet. Doch die Beine waren einmal da und nun musste man sie auch trainieren. Im Übrigen auch die Arme, insbesondere dann, wenn es schwierige Außeneinsätze zu absolvieren galt, da jede Muskelkontraktion in den klobigen Raumanzügen mindestens das Dreifache an Kraft benötigte.

Dann kam der erste Start. Ein unvergessliches Erlebnis.

Wladimir hatte sich schnell an das Leben in der Raumstation MIR gewöhnt, und er trainierte ordentlich, um dem physischen Verfall entgegenzuwirken. Nach einem weiteren Einsatz (in der ISS) wurde Wladimir die Mitarbeit an einer Mars-Mission in Aussicht gestellt. Rein technologisch war der Marsflug ja kein großes Problem. Die bisherigen Experimente bzw. Langzeitflüge in Schwerelosigkeit hatten gezeigt, dass der Mensch ohne Probleme imstande wäre, diese Zeitspanne von etwa eineinhalb bis zwei Jahren zu tolerieren, doch die große Frage war: Was passiert, wenn plötzlich schwere Darmprobleme, eitrige Entzündungen, EKG-Veränderungen, Herzbeschwerden oder Tumoren auftreten? Es war zwar klar, dass immer ein Arzt an Bord sein würde und die notwendige Infrastruktur für medizinische Akutversorgung zur Verfügung stehen würde, trotzdem konnten größere Operationen bzw. Eingriffe im Weltraum nicht durchgeführt werden.

Mit der menschlichen Muskulatur hatte sich Wladimir schon lange Zeit beschäftigt, da sie für seine Arbeitsfähigkeit und Gesundheit – als Kosmonaut – ganz entscheidend war. Nicht anders als für einen Spitzensportler, dessen Körper sein Kapital war. Die menschliche Skelettmuskulatur, hatte Wladimir während des Studiums gelernt, besteht hauptsächlich aus drei Muskelfasertypen, den roten, langsam zuckenden Fasern (Slow Twitch Fibers) sowie den weißen, schnell zuckenden Muskelfasern der Typen 2a und 2x (Fast Twitch Fibers). Diese sind in den verschiedenen Muskeln des menschlichen Körpers in unterschiedlichen Verhältnissen vorhanden, wobei die tonische, statische Muskulatur – sie ist für alle Aktionen gegen die Schwerkraft notwendig – überwiegend aus roten, ausdauernden Muskelfasern, die phasische Muskulatur – die für schnelle, zielgerichtete Bewegungen verantwortlich ist – eher aus weißen, schnellen Muskelfasern besteht. Die beiden Fasertypen unterscheiden sich in vielem, etwa in ihrem Innervationsmuster, der Zahl der Mitochondrien, dem Kapillar-Faser-Verhältnis, der molekularen Zusammensetzung der kontraktilen Proteine sowie in jenen Enzymen, die den aeroben oder den anaeroben Stoffwechsel katalysieren.

Wladimir nahm mit den führenden Wissenschaftlern in den Bereichen Sportmedizin und Leistungsphysiologie Kontakt auf und erfuhr viel über die Plastizität der Muskulatur, über ihre Reaktion auf bestimmte Trainingsinhalte, sei es Ausdauer, Kraft oder Schnelligkeit. Bei Ausdauersportlern werden in jenen Muskeln, die für die spezifische Sportart wichtig sind, zwischen 80 und 90 Prozent der langsam zuckenden, also der aeroben und ausdauernden Muskelfasern gefunden; in Sportarten, bei denen Schnelligkeit und Schnellkraft eine wichtige Rolle spielen, im Gegensatz dazu etwa 80 bis 90 Prozent schnell zuckende Fasern. Die Wissenschaftler hatten Wladimir auch erklärt, dass insbesondere im Bereich der Schnelligkeit und der Schnellkraftsportarten, besonders im Sprint, ein hoher Prozentsatz dieser Eigenschaften genetisch prädisponiert sei, und zwar nicht nur im Bereich der Muskulatur, sondern auch vieler nervaler und neurophysiologischer Vorgänge – ganz genau waren der Einfluss und die Interaktion zwischen den Genen und der Umwelt noch nicht geklärt.

Als Biologe hatte sich Wladimir natürlich auch mit jenen molekularen Mechanismen auseinandergesetzt, die die Skelettmuskulatur bzw. die Adaptation an bestimmte Trainingsreize regulieren. Er wusste über Gene Bescheid, deren Expression für die Bildung und später für den Erhalt der muskelspezifischen kontraktilen Proteine Actin und Myosin verantwortlich ist. Obwohl der Reifungsprozess der Skelettmuskulatur nach der Adoleszenz abgeschlossen ist, bleibt auch nach Beendigung dieser Wachstumsphase die Anpassungsfähigkeit an äußere Reize erhalten. Während nämlich die meisten Muskelzellen sich zu vielkernigen Muskelfasern vereinen und dann als Faserbündel die einzelnen Muskelstränge bilden, verbleiben etwa 5 bis 10 Prozent als Einzelzellen im Muskel, diese können sich weiter teilen und differenzieren und werden daher auch als Satellitenzellen oder Skelettmuskelstammzellen bezeichnet.

Eines Tages hörte Wladimir einen Vortrag von Professor Goldspink vom Royal Free Hospital College in London, der ihn über alle Maßen faszinierte. Das anschließende Gespräch mit dem Wissenschaftler – über Gentheraphien, deren Chancen und Gefahren, über Wachstumsfaktoren und Missbrauchsmöglichkeiten – veranlasste Wladimir dazu, die Fragen und Antworten aufzuschreiben.

Wie schätzen Sie die Wahrscheinlichkeit ein, dass in den nächsten Jahren eine In-vitro- oder In-vivo-Gentherapie mit MGF oder anderen Hormonen bzw. Peptiden möglich sein wird?

In den letzten Jahren hat es immer wieder Rückschläge in Gentherapie-Trials mit viralen Vektoren gegeben und zwar deshalb, weil es unerwartete somatische Reaktionen auf diese Viren, nicht aber auf die DNA selbst des assemblierten Genkonstrukts gegeben hat. Ein weiteres Problem besteht in der Immunantwort auf Fremdviren und -vektoren, von denen einige den Trend haben, sich in der Leber anzusammeln. Das war offensichtlich auch für den Tod von Jesse Owen verantwortlich, der als Gentherapie für eine sehr seltene genetische Erkrankung eine intramuskuläre Injektion eines Designer-Gens erhalten hat, das im Muskel exprimiert werden sollte.

Obwohl in den letzten Jahren deutliche Fortschritte in der Technologie der Gentherapie gemacht wurden, ist man derzeit nach wie vor auf der Suche nach einer systemischen Trägersubstanz im Hinblick auf die Entwicklung eines sicheren Vektors, um das Target-Gen entsprechend der jeweiligen Indikation in die Zielzellen zu transferieren. Neben der Aufgabe, das »maßgeschneiderte Gen« in die Zielzellen zu transferieren, ist es wichtig eine Expression in diesem Target-Gewebe zu gewährleisten. Das kann leicht dadurch realisiert werden, indem man beispielsweise eine spezifische Expressionssequenz dem Gen-Konstrukt hinzufügt und dieses dann in den Muskel injiziert, sodass diese spezielle cDNA nur im

Muskel und nicht in anderen Geweben wie Haut, Hirn oder Leber exprimiert wird. Eine andere Möglichkeit besteht darin, sogenannte Plasmide, also andere Virus-Typen, zu verwenden, die sich nicht in die chromosomale DNA integrieren und auch keinen Immun-Response hervorrufen. Allerdings sind sie nicht so leicht in Zellen zu transferieren und daher weniger für systemische Anwendungen geeignet.

Bei der Verwendung als Doping-Methode im Sport müssten eher mehrere Muskelgruppen als ein einzelner Muskel behandelt werden, was bedeutet, dass multiple Injektionen in die betroffenen Muskel gesetzt werden müssen. Dies erscheint zwar aufwendig, allerdings sind Plasmide sicherer als virale Vektoren. Wissenschaftler orten einen weiteren Vorteil dieser Methode darin, dass eine Injektion pro Muskel und pro Jahr wahrscheinlich für den gewünschten Effekt ausreicht. Das kann aber auch als Nachteil angesehen werden, da große pharmazeutische Firmen nicht so sehr daran interessiert sein könnten, nachdem eine Injektion pro Jahr weniger Gewinn abwirft als eine Injektion pro Monat.

Zusammenfassend kann festgehalten werden: Gendoping unter Benützung der gleichen Vektoren wie in der Gentherapie, aber mit unterschiedlichen DNA-Konstrukten kann nicht ausgeschlossen werden. In diesem Zusammenhang wären Wachstumsfaktoren-DNAs, in einen AAV- oder Plasmid-Vektor integriert, vorstellbar. Der Mechanical Growth Faktor (MGF) könnte verwendet werden, um die Muskulatur zu hypertrophieren bzw. die Muskelkraft zu steigern. Bei Ausdauerdisziplinen kann angenommen werden, dass eine Gentherapie, die eine ständige Erhöhung der Epo-Produktion ermöglicht (trotz Risiken und Todesfällen), so lange angewendet werden wird, bis die entsprechenden Nachweismethoden vorliegen. Andererseits ist die Verwendung von rekombiniertem MGF, das beispielsweise in Labors in China und Russland hergestellt wird, aus therapeutischer Sicht sinnvoll und notwendig, um den

Verlust der Muskulatur z. B. bei neurologischen Erkrankungen, bei schwerer Sarkopenie, bei bestimmten Muskeldystrophien, nach Karzinomen und Nierenerkrankungen sowie bei ALS (amyothrophe Lateralsklerose) behandeln zu können. Je mehr diese Therapien Einzug in die Routinemedizin finden, desto mehr kann vermutet werden, dass sie im Sport missbraucht werden.

Welche Möglichkeiten bzw. Aussichten gibt es, transferierte Gene an- oder auszuschalten?

Es erscheint wahrscheinlich, dass MGF in den nächsten Olympia-Zyklen als mögliche Missbrauchsmethode eine Rolle spielen wird. Zudem stehen Methoden zur Verfügung, mit denen man Gene »an- bzw. abschalten« kann, indem elektrische Signale, spezielle (in der Medizin derzeit schon zur Verfügung stehende) Substanzen bzw. Spezialcremen verwendet werden, die in die Haut über jenen Muskeln gerieben werden, bei denen der entsprechende Effekt erzielt werden soll. Diese Möglichkeit erschwert natürlich den Nachweis, da die Expression der Gene durch das An- und Abschalten gesteuert werden kann.

Können Wachstumsfaktoren, die auf das Nervensystem einwirken, dazu verwendet werden, um die Rekrutierung bzw. Innervierung von Muskelfasern zu beeinflussen?

Muskelfasern werden von Motorneuronen innerviert. In den großen Extremitätenmuskeln innerviert ein Motorneuron eine große Zahl von Muskelfasern (ungefähr 200), in Muskeln hingegen, die für diffizile hochkoordinative Bewegungen gebraucht werden, wie zum Beispiel im Augapfel, ist ein Motorneuron für jede Muskelfaser verantwortlich. Diese Innervationen ändern sich während der Entwicklung und auch im Alterungsprozess (Sprouting: bedeutet, dass einzelne motorische Endplatten verloren gehen, sodass ein Motorneuron eine größere Anzahl von Fasern innervieren muss).

In der Theorie können Wachstumsfaktoren diese Innervationssituation beeinflussen. Bei der amyotrophen Lateralsklerose (ALS) führt eine zunehmende Muskelschwäche (Atemmuskulatur) letztendlich zum Tod, da ein permanenter Verlust der Motorneuronen gegeben ist, wobei nicht sicher ist, ob dies Ursache oder Folge der Erkrankung ist. Neueste Forschungen an Tiermodellen mit dieser Erkrankung konnten zeigen, dass MGF, als Plasmid-Gegen-Konstrukt verabreicht, einen signifikanten Effekt in der Verlangsamung der Progredienz dieser Erkrankung hatte, woraus geschlossen wurde, dass offensichtlich ein direkter Effekt von MGF auf die Erhaltung der Motorneuronen gegeben war.

Darüber hinaus konnte in Tierversuchen gezeigt werden, dass das Endpeptid von MGF bei Schlaganfällen die Effekte der temporären Anoxie auf das Gehirn reduziert. Da MGF auch im zentralen Nervensystem produziert wird, ergibt sich daraus die Frage, ob durch regelmäßige körperliche Aktivität vorteilhafte Effekte auch in diesem Gewebe erzielt werden können.

Wo liegen die möglichen Nebenwirkungen bzw. Gefahren bei Applikation der Wachstumsfaktoren?

Theoretische Nebenwirkungen sind bei der menschlichen Spezies sehr schwierig zu definieren, da Menschen eine wesentlich höhere Variabilität aufweisen als irgendeine andere Spezies.

Gibt es noch andere Doping-Zugänge in Ihrer Fantasie?

Die ultimative Gefahr ist, dass das menschliche Genom so verändert werden könnte, um Superathleten bzw. Supersoldaten (»killing efficency«) zu »produzieren«, und zwar durch die Verwendung von sogenannten »emerging techniques«.

Begehrte Blockierer

Da Goldspink immer wieder auch die missbräuchliche Verwendung von Gentherapien erwähnt hatte, wurde Wladimir neugierig und setzte sich noch einmal mit den Experten des Instituts für biomedizinische Probleme zusammen. Er sprach konkret die mögliche molekulare Dopingstrategie an. Da er als Nicht-Leistungssportler von jedem Verdacht befreit war, gaben die Wissenschaftler bereitwillig Auskunft darüber, was sich in den letzten Jahren ereignet hatte.

MGF als Peptid oder als »nackte DNA« stand vielfach in Verwendung, wenn es galt, bestimmte Muskelgruppen nach schweren Verletzungen schneller wieder in den alten Funktions- bzw. Größenzustand zu bringen. Auch gezielte Injektionen wurden bei bestimmten Muskeldystrophien therapeutisch verwendet. Das Problem lag allerdings mehr in der unangenehmen Applikationsart, da MGF in alle Muskeln, manchmal auch mehrfach pro Muskel in regelmäßigen Abständen injiziert werden musste.

Ein Wissenschaftler namens Boris erzählte von der Möglichkeit der Beeinflussung eines sogenannten negativen Wachstumsregulators, des Myostatins. Gerade in diesem Bereich gäbe es eine Vielzahl an Knock-out-Tierexperimenten, das heißt, dass durch genetische Manipulation das Gen ausgeschaltet wurde, was ein ungebremstes und unfassbares Muskelwachstum zur Folge hatte. Myostatin musste sofort das ungebremste Interesse aller Kraftsportarten auf sich ziehen. Man war nämlich auch dahintergekommen, dass eine Blockade des Myostatins zwar eine massive Muskelhypertrophie bewirkte, die entsprechende Muskelkraft allerdings nicht proportional anstieg. Das war für Bodybuilder im Prinzip kein großes Problem, da ja hauptsächlich die immense Muskelhypertrophie prämiert wird, für den Kraftsport war das aber weniger geeignet. Dennoch gab es eine Unzahl von Studien mit verschiedenen Substanzen, wie man die Wirkung von Myostatin blockieren könnte. Der Keimbahneingriff, der auch in Tierversuchsreihen durchgeführt wurde, war eine – allerdings verbotene – Möglichkeit. Eine andere war die Blockade der verschiedenen Myostatinrezeptoren an den Zielzellen durch konkurrierende Proteine oder spezifische Antikörper. Entsprechende Präparate wurden bereits von Pharmafirmen klinisch getestet, um sie bei Sarkopenie, Muskeldystrophien und anderen Erkrankungen, die mit dem Verlust von Muskelmasse einhergehen, anzuwenden.

Schließlich hatte Boris von Myostatinantagonisten in Tierversuchen berichtet, die bei alten Mäusen eine wesentlich schnellere Muskelregeneration durch eine Aktivierung der Satellitenzellen bewirkten, wobei eine deutlich erhöhte Expression von myogenen (vom Muskel ausgehenden) Zellmarkern und eine Erhöhung des Zellstoffwechsels zu sehen war. Dasselbe konnte man auch während der Regeneration von Muskulatur nach Verletzungen feststellen. Die Wissenschaftler spekulierten aufgrund der Ergebnisse mit der Möglichkeit einer präventiven Verhinderung des Muskelverlusts im Alter. Bodybuildern waren diese Methoden schon seit vielen Jahren bekannt. In letzter Zeit wurde auch indirektes Gendoping forciert, also modulierende Eingriffe im Bereich der Expression bzw. Transkription. Ensprechende Präparate, die die Hemmung der Genablesung bzw. Myostatin-Produktion durch inhibierende RNA blockierten – also die klassische Methode einer »Antisense-RNA« –, sowie enzymatische Substanzen, die die Reifung des »Myostatinproteins« verhinderten, waren, wenn man wusste wo, schon seit Jahren erhältlich.

Genau das hatte Wladimir gesucht. Denn schon ein sechsmonatiger Raumflug bewirkte, wenn man nicht oder schlecht trainierte, einen Verlust an Muskelmasse wie etwa 30 Jahre normaler Alterungsprozess. Wie würde das erst nach anderthalb oder zwei Jahren aussehen? Wladimir beschloss dieses Thema weiterzuverfolgen. Da es wohl noch einige Zeit dauern würde, bis es tatsächlich zu Flügen zum Mars kommen würde, hatte er genügend Zeit, die Entwicklung all jener Substanzen zu verfolgen, die eine positive wie auch negative Regulation des Muskelwachstums bewirkten. Zu ihnen gehörte auch der Transkriptionsfaktor PAX 7, eine Substanz, die mit hoher Wahrscheinlichkeit für die Aktivierung bzw. Selbsterneuerung von Satellitenzellen zuständig ist. Es gab Studien, in denen bei PAX-7-Knock-out-Mäusen (bei denen das entscheidende Gen blockiert wurde) ein fortschreitender Verlust von Satellitenzellen beobachtet werden konnte, was die Fähigkeit der Muskelregeneration drastisch reduzierte. Es gab aber auch Hinweise, dass Pharmafirmen schon nach einem Protein suchten, mit dem die Expression dieses Transkriptionsfaktors beeinflusst werden konnte. Isoliert oder im Zusammenspiel mit anderen Muskelwachstumsfaktoren könnte das im Sport als ein »ideales Doping« zur Muskelhypertrophie verwendet werden.

In Zusammenhang mit den Muskelstammzellen war Wladimir auf ein weiteres interessantes Experiment gestoßen, eine Kombination von Gentherapie in vitro und der Verwendung von Muskelwachstumsfaktoren. Ein Wissenschaftler hatte vorgeschlagen, Muskelstammzellen zu gewinnen, sie mit jenen Genkonstrukten zu beladen, die für die Bildung von Actinin 3, also dem schnellen Protein, verantwortlich wären, und diese Satellitenzellen nach Züchtung per Injektion wieder in den Muskel zu reimplantieren, womit eine Verbesserung der Schnelligkeits- und Schnellkraftleistung in der entsprechenden Muskelgruppe erzielbar sein sollte. Wladimir wusste jedoch, dass es beim Reimplantieren von Muskelstammzellen große Schwierigkeiten gab, da diese Zellen nach kurzer Zeit absterben würden. Umso interessanter war der Ansatz, die so manipulierten Muskelstammzellen nicht nur isoliert in den Muskel zu spritzen, sondern sie in einer kaskadenartigen *Timeline* durch die Injektion verschiedener Wachstumsfaktoren, insbesondere von MGF und IGF-1, zu unterstützen. Der Autor der Studie versprach sich davon ein wesentlich besseres Überleben dieser Muskelstammzellen und eine bessere Integration in die Muskulatur. Sollte dies gelingen, wäre der Manipulation im Sprint Tür und Tor geöffnet. Doch niemand konnte voraussagen, welche Nebenwirkungen man zu erwarten hätte. Auf der anderen Seite – Wladimir war Wissenschaftler und alles, was für die medizinische Therapie Fortschritte bringen könnte, war für ihn natürlich interessant. Für ihn besonders, weil er ja als eines der ersten Versuchskaninchen für eine Herausforderung vorgesehen war, die de facto an die Grenzen der menschlichen Überlebensfähigkeit geht.

Geniale Entdeckungen

Im Rahmen seiner Forschungen über molekulare Aspekte der Muskeladaptation war Wladimir auf eine andere interessante Entdeckung gestoßen, nämlich die Wirkung des PPAR-Gens, das in verschiedenen Subgruppen vorhanden ist. Eine dieser Subgruppen war offensichtlich für die Faserzusammensetzung in der Muskulatur verantwortlich. Bei transgenen Mäusen konnte durch die Überexpression dieses Subfaktors eine Umwandlung von schnellen in langsame Muskelfasern beobachtet werden. Die Expression dieses Proteins kontrolliert eine Reihe von Prozessen des Energiestoffwechsels im Muskel und erhöht unter anderem die Fettverbrennung, wodurch wiederum interessante Wirkungen im Rahmen der medizinischen Therapie, insbesondere bei starkem Übergewicht, Diabetes, Fettstoffwechselstörungen bis hin zum metabolischen Syndrom möglich wären. Auf der anderen Seite erhöhte die Umwandlung der Muskulatur in langsame oxidative Fasern und eine verbesserte Fettverstoffwechselung die Ausdauerleistungsfähigkeit der Muskulatur, was ebenfalls in Versuchen mit transgenen Mäusen nachgewiesen wurde.

Die Medien hatten über diese »Marathonmäuse« ausführlich berichtet. Natürlich hatte man auch die Muskulatur von ausdauertrainierten Leistungssportlern untersucht und nicht nur den schon bekannten Anteil an langsamen Muskelfasern, sondern auch eine höhere Anzahl an den speziellen PPAR-Rezeptoren als bei untrainierten Personen gefunden. In Medienberichten und auf Websites verschiedener pharmazeutischer Firmen hatte Wladimir gesehen, dass hier nicht nur ein therapeutisches, sondern auch ein hohes Missbrauchspotenzial gegeben war, unabhängig davon, ob eine Manipulation auf pharmakologischer oder molekularer Ebene gewählt würde. Doch die Geschichte war noch nicht zu Ende. Als sich Wladimir die Signalkette dieser molekularen Regeneration ansah, fand er, dass eine ganz bestimmte Substanz, die AMPK (AMP-aktivierte Proteinkinase), die wesentliche Rolle in der gesamten Kaskade spielte, da sie die Expression der entsprechenden Gene und die darauf folgende Produktion der Signalproteine auslöste. Man hatte herausgefunden, dass diese AMPK durch Training aktiviert wurde und daher die Signalkette mit ihren Adaptations-Wirkungen in Gang setzte. Was lag für die Wissenschaft näher, als nach Substanzen zu suchen, die diese Substanz beeinflussen und damit den körperlichen Effekt von Training unterstützen könnten?

Bald war es so weit. Forscher entwickelten zunächst eine Substanz namens GW 1516. Sie wählten den klassischen Ansatz: zwei Mäusegruppen, beide wurden einem moderaten Training unterzogen – fünfmal pro Woche 30 Minuten am Laufrad, eine Gruppe bekam die Substanz GW 1516 verabreicht. Nach vier Wochen waren jene Mäuse, die zuzüglich zum moderaten Training GW 1516 verabreicht bekommen hatten, zu wahren Konditionswundern mutiert. Ihre Ausdauer war um 70 Prozent höher als jene ihrer pillenlosen Artgenossen.

Der nächste Schritt? Die Entwicklung einer Substanz, die die Anregung der AMPK auch ohne Training in einem dermaßen hohen Ausmaß erzielen könnte. Schon nach kurzer Zeit war die Arbeitsgruppe um den Molekularbiologen R. Evans vom Howard Dukes Medical Institute erfolgreich. Eine neue Substanz namens AICAR war gefunden, die bei Mäusen exakt jenes Täuschungsmanöver auszuführen vermochte, das eine Zunahme der Ausdauerleistungsfähigkeit ohne Training ermöglichte.

Wieder gab es Experimente: Diesmal blieben beide Mäusegruppen inaktiv, die eine allerdings erhielt das Präparat AICAR. Nach vier Wochen wurden beide Mäusegruppen wieder getestet, wobei die AICAR-Mäuse eine um 45 Prozent verbesserte Ausdauerleistung gegenüber den unbehandelten Vergleichstieren zeigten. Evans bezeichnete die Substanz als »pharmakologisches Training« oder »Exercise in a pill«.

Kaum waren diese Resultate in den einschlägigen wissenschaftlichen Zeitschriften veröffentlicht, setzte ein Run auf die Arbeitsgruppe und deren Erkenntnisse ein. Athleten, Coaches, ja sogar Pferdetrainer wollten die Substanz kaufen. Kostenpunkt? Egal. Kein Mensch wusste zum damaligen Zeitpunkt, ob diese Substanz bzw. deren Wirkung überhaupt auf den Menschen übertragbar wäre, da sich der Mäuse- und der Menschenstoffwechsel doch in einigen Details deutlich unterscheiden. Aber das war nur der Anfang und Wladimir wartete auf die ersten Ergebnisse dieser oder geringfügig modifizierter Substanzen bei Humanversuchen. Logisch, dass diese stattfinden mussten, denn beide Substanzen steigerten nicht nur die Ausdauer, sondern verbesserten auch die Durchblutung und veränderten den Stoffwechsel hin zum aeroben Stoffwechsel und einer deutlichen Verbesserung des Fettstoffwechsels.

Wieder eine Entdeckung, die Missbrauchstäter in Erregung versetzen musste. Doch nicht nur Dopingwillige, auch die Bewegungsunwilligen orteten sofort die enormen Potenziale derartiger

Stoffe. Stundenlang vor dem Fernseher lümmeln, Bier trinken und Mist essen und trotzdem nicht zunehmen und sogar die Ausdauerleistung verbessern? Das war natürlich nicht im Sinn der Erfinder, die eher an Hilfestellung für Bettlägerige oder Alte gedacht hatten, die durch eine derartige Therapie verbesserte Regeneration bzw. Rehabilitation erfahren könnten.

Wladimir musste eine ähnliche Erfahrung machen. Ein betrunkener Autofahrer kam mit seinem Gefährt vom Weg ab und erfasste den auf dem Gehweg joggenden Kosmonauten. Wladimir blieb mit einem Trümmerbruch des Oberschenkels liegen. Der Schenkel musste genagelt werden. Ab ins Spital, normalerweise für drei Monate, Muskelschwund inklusive. Doch Wladimir wurde eröffnet, es gebe jetzt neue Methoden unter Verwendung von Wachstumsfaktoren. Zwei Möglichkeiten stünden prinzipiell zur Verfügung, das war der Stand der Forschung.

Eine Möglichkeit bestand darin, zwei bestimmte Wachstumsfaktoren, bFGF/FGF-2, in den Bereich der Knochenbruchstücke zu applizieren. Tierversuche hatten eine wesentlich höhere Stimulation der Knochen-Remodelling-Prozesse und damit eine schnellere Heilung nachgewiesen. Auch an Primaten war die Methode getestet worden, bei denen die Kombination dieser Wachstumsfaktoren in die Fraktur der Fibula (Wadenbein) gespritzt wurde. Sowohl die Kallusbildung (Schwielenbildung), die Zell- und Gefäßbildung als auch die mechanische Stabilität waren deutlich erhöht gewesen im Vergleich zu nicht behandelten Brüchen. Bei Menschen waren ähnliche Versuche ähnlich erfolgreich gewesen.

Eine zweite Variante beruhte ebenfalls auf der Applikation spezieller Wachstumsfaktoren, den sogenannten BMPs. Diese *Bone Morphogenetic Proteins* gehören zu der sogenannten TGF-β-»Superfamilie« (TGF: Transforming Growth Factor). Für diese BMPs gäbe es schon Studien, bei denen insbesondere rekombinante Produkte eingesetzt wurden. Indem man diese speziellen Knochen-Wachstumsfaktoren an die jeweils bestehenden Frakturen applizierte, konnte eine wesentlich bessere Kallusbildung und damit auch Stabilität erzielt werden. Schnellere Restitution und Wiedereingliederung in den normalen Tagsablauf konnten beobachtet werden. In einigen Ländern gab es sogar Versuche, diesen Wachstumsfaktor auch bei Zahnimplantaten zu verwenden, vor allem dann, wenn bei älteren Menschen der Kieferknochen schon zu schwach für Implantate war.

Auch die Angiogenese, eine von Wachstumsfaktoren beeinflusste Gefäßneubildung, wurde ihm als interessante und vor allem prospektiv wichtige Therapie vorgestellt, Wladimir solle nur an die Problematik der peripheren arteriellen Verschlusskrankheit oder an Gefäßverengungen und Verschlüsse, die im Herzen und im Gehirn zu Infarkten führen können, denken. In zahlreichen Tierversuchen und in präklinischen Humanstudien habe sich herausgestellt, dass die erwähnten Wachstumsfaktoren imstande waren, eine Neubildung von Gefäßen zu induzieren.

Zum Glück musste sich Wladimir die Frage nach diesen Behandlungsmöglichkeiten nicht stellen. Ihm reichte die Wiederherstellung nach seinem Unfall.

Diesbezüglich hätte auch die Elektrostimulation, die in der Rehabilitation bereits seit Jahren angewandt wird, um die Muskelatrophie hintanzuhalten, Anwendung bei Wladimir finden können. Neueste Untersuchungen (2009) haben ergeben, dass eine bestimmte Stimulation der Muskulatur auch einen der potentesten Wachstumsfaktoren, eben MGF, stimuliert. Patienten, die wegen Kolon-, Pankreas- oder Leberkarzinomen operiert worden waren, wurden, beginnend mit dem ersten postoperativen Tag, höchst erfolgreich stimuliert. Insbesondere der Katabolismus, der Abbau von Proteinen in den Muskelzellen, konnte verhindert werden, was wesentlich zur Stabilität der Muskelmasse beiträgt. In Zukunft sollen jene Stimulationsmuster evaluiert werden, mit denen nicht nur dieser Katabolismus, sondern auch die beste MGF-Produktion erzielt werden kann.

Mikrobiologe Gottfried Köhler ist in zahlreichen wegweisenden Bereichen tätig, unter anderem auch in der Weltraumforschung – die Erkenntnisse der Extremisten tauglich machen für die Allgemeinheit, lautet das Motto. Um den raschen Muskelabbau in der Schwerelosigkeit zu bekämpfen, wurde zum Beispiel eine Fußsohlenstimulation entwickelt, die dem Hirn Bewegung suggeriert. Diese wird auch in der Neurorehabilitation verwendet, bei Komapatienten, Schlaganfallpatienten, Menschen, die aus Altersgründen bewegungsarm sind. Gottfried Köhler: »Leute, die sich nicht mehr bewegen können, werden durch eine Art Schuh am Fuß stimuliert. Mit bestimmten Frequenzen und Stärken, die Reize werden im Hirn registriert. Wir hatten da in Vorstudien schon gute Erfolge. Manche entwickelten sogar einen Bewegungsdrang, auch Leute in der Geriatrie.«

Ähnliche Möglichkeiten im regenerativen Bereich eröffnet übrigens auch die Hypnose. Hirnforscher Gerhard Eggetsberger aus Wien hat diesbezügliche Versuche unternommen. »Wir haben Menschen in Hypnose versetzt und ihnen suggeriert, sie würden Sport betreiben. Und siehe da, das Gewebe wurde straffer, sie haben Muskeln aufgebaut. Auch Ärzte haben das erfolgreich ausprobiert. Die Patienten haben sich nach einiger Zeit beklagt, dass ihnen die Hosen nicht mehr passen. Dabei haben sie einfach nur an Fett verloren und an Muskeln gewonnen. Auch wenn sie sich in Wirklichkeit gar nicht bewegt haben. Das Hirn aber hat diesbezüglich nicht zwischen Realität und Suggestion unterschieden.«

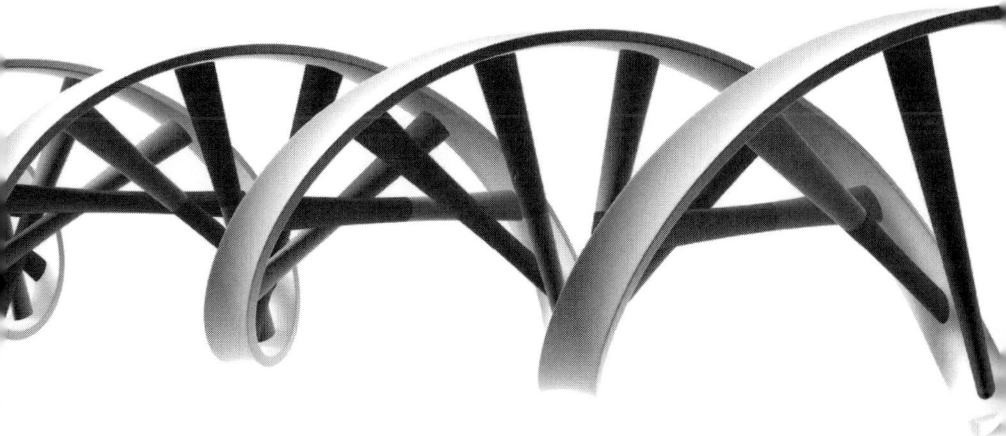

DER NEUE MENSCH

Visionäre und Ketzer

»Der, der ich bin, grüßt wehmütig den, der ich sein möchte.« Ich muss milde lächelnd an diesen Satz von Kierkegaard denken, an diesen großen, traurigen, längst verblassten Denker, einer von jenen, die immer gern zitiert werden, wenn Banalitäten Weltbewegung suggerieren wollen, als ich den Laden betrete, in dem ich mir die Zutaten für meine Runderneuerung holen werde.

»Tut mir leid, Tiger ist gerade aus. Doch wie wäre es mit Jaguar oder Mustang. Da haben wir gerade eine Lieferung frisch aus China hereinbekommen. Da schnurrt es im Tank.« Der Händler beliebt wie immer zu scherzen. Ich entscheide mich nach längerem Hin und Her für ein Spritzenset Marke Puma. Auch nicht übel. Ziemlich kostspielig zwar, doch garantiert wirksam. Das bringt Sturm und Drang in meinen langweiligen Tag. Seit man diese Chimären nicht nur erzeugen, sondern sich selbst mittels Injektion in eine solche verwandeln kann, bedarf es keiner Frischzellenkur mehr. Beautyfarmen sperren zu wie die Greißler in den 1980er-Jahren. Wer hätte das gedacht? Alles so einfach. Und jeder kann schnell sein, stark sein, wie er will. Während ich in mein Elektroauto steige, das sich schneller laden lässt als früher ein Mobiltelefon, überlege ich, welchen Berg ich am Wochenende mit meiner Pumaaura bezwingen werde. Als ich in die Dämmerung der Großstadt hinausziehe, denke ich zurück an die Schauergeschichten und die lächerlichen Einwände, die meine Großeltern zu Beginn des dritten Jahrtausends erschütterten. Wenn die gewusst hätten, was nur 50 Jahre später alles möglich war!

Ein ketzerischer Traum von einer möglichen Zukunft? Wann und ob dieser Traum bzw. diese Zukunft Realität werden könnte, ist eine Frage an die Wissenschaftler, aber auch an die Ethiker und Philosophen. An ihnen liegt es, ob derartige Szenarios irgendwann einmal eintreten oder im menschlichen Vorstellungsvermögen verbleiben werden.

Ein Mensch, der sich mittels Injektion eine tierische Note verleiht? Noch ist die Geschichte lächerliche Science-Fiction. Doch andererseits, welche epochale Neuerung wurde nicht von Kopfschütteln und mildem Lächeln begleitet? Zumal die Saat bereits gesät ist. Gedanklich schon seit Jahrtausenden.

In der griechischen Mythologie war Chimaira eine bemitleidenswerte Kreatur. Die Eltern Echidna und Typhon Ungeheuer, ihre Geschwister Hydra (neunköpfige Wasserschlange), Kerberos (vielköpfiger Höllenhund) und Sphinx (Jungfrau mit Löwenkörper) ziemlich schräger Natur. Chimaira selbst wird in der »Ilias« von Homer als Feuer speiendes Mischwesen mit drei Köpfen beschrieben; dem eines Löwen, im Nacken dem einer Ziege, und als Schwanz hat die Ärmste den Kopf einer Schlange bzw. eines Drachens.

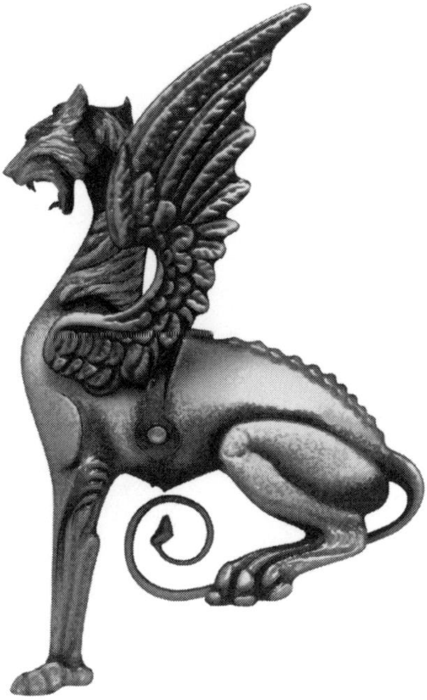

Darstellung einer Chimäre aus der altgriechischen Mythologie

Auch die moderne Chimäre ist ein Wesen aus Mensch und Tier. Keine Wahnvorstellung, sondern kühl kalkulierter Versuch, dem Menschen im Kampf gegen seine Krankheiten zu helfen. Dahinter steht der hehre Anspruch, herauszufinden, ob sich Chimären-Stammzellen für die Behandlung von Krankheiten wie Parkinson eignen. Und die simple Begründung: Tierische Eizellen stehen unbegrenzt zur Verfügung, im Gegensatz zu menschlichen.

Bei der Befruchtung einer Ziegeneizelle mit dem Spermium eines Schafbocks kann eine »Schiege« entstehen, ein Mischwesen aus Schaf und Ziege. Das ist insofern bemerkenswert, als es sich dabei um Tiere verschiedener Gattungen handelt, entgegen der Annahme also, es könnten sich nur Tiere einer Art, nicht aber Tiere verschiedener Arten fortpflanzen. Innerhalb von Gattungen zählt etwa das Maultier (Mutter: Pferd, Vater: Esel) oder der »Liger« (Nachkomme von Löwe und Tiger) zu den Chimären. Ihnen ist gemein, dass sie sich nicht fortpflanzen können, da sie unfruchtbar sind.

Die Synthetische Biologie wird es ermöglichen. Mehr oder weniger künstliche Lebewesen werden schon bald das Licht dieser Welt erblicken. Ausgangspunkt ist die Forschung mit Viren. Die Erbsubstanz mancher dieser Partikel wurde bereits im Labor künstlich synthetisiert – mit Erfolg. Doch damit ist noch nichts Neues erschaffen. Wird die Erbsubstanz eines bereits existierenden Organismus – oder auch Teilen davon – nachgebaut, handelt sich eigentlich um Klonen.

Eine Möglichkeit, tatsächlich neues Leben zu erschaffen, besteht im Versuch, die Gentechnik weiterzuentwickeln. Statt wie üblich Gene ein- bzw. auszubauen, aus- bzw. einzuschalten, gibt es die Varianten, ganze Systeme, Gen-Module zu transferieren. Zudem wird nach einem Minimal-Genom gesucht, es soll eine Art Grundgerüst für Lebensprozesse geschaffen werden. Ein derartiges Gebilde wäre frei von Ballast, den praktisch jeder natürliche Organismus im Lauf der Evolution ansammelt. Ein solches »Fahrgestell« könnte wie bei einem Auto als Basis für diverse Aufbauten dienen. Schon gegen Ende der 2010er-Jahre wurden Chimären aus Menschen- und Mäusezellen erzeugt, überlebten allerdings noch nicht bis zum Ende der Schwangerschaft. Noch also kann Misch-Erbgut nicht tatsächlich erzeugt und auf Fleisch und Blut übertragen werden, es fehlt schlichtweg an den Techniken dafür. Biologen glauben aber fest daran, dass es in absehbarer Zeit so weit sein könnte.

Medizinische Vorteile lassen sich bereits erkennen. 2009 fanden Forscher aus Rostock heraus, dass eine Therapie mit Stammzellen aus Nabelschnurblut bei schweren angeborenen Herzfehlern deutliche Verbesserungen des Organs erzielen könne. Im Rahmen einer Studie wurde die Wirkung bei Fallot'scher Tetralogie untersucht, einem Defekt (dabei wird insbesondere die rechte Herzkammer geschädigt), der für etwa 10 Prozent der jährlich rund 6.000 angeborenen Herzfehler in Deutschland verantwortlich ist. Bei Schafen wurden Stammzellen direkt in den Herzmuskel injiziert, drei Monate zeigten die Tiere eine um mehr als ein Fünftel bessere Funktion der rechten Herzkammer als unbehandelte Tiere. Das Blut betroffener Kinder wird mit zu wenig Sauerstoff versorgt, oft sind bereits im ersten Lebensjahr Operationen vonnöten. Damit kann der Klappenfehler zwar nicht beseitigt werden, doch lässt sich die Beeinträchtigung durch die Stammzellbehandlung lindern. Im Tierversuch gab es keinerlei Nebenwirkungen, weshalb der nächste Teil der Studie an menschlichen Patienten erfolgen wird.

Tierische Geschichten

Das Schwein ist ein armes Tier. Es kommt auf die Welt, um verspeist zu werden. Dabei genießt es auch noch einen zweifelhaften Ruf – vielleicht weil es dem Menschen tatsächlich viel näher ist, als diesem lieb ist? Nützlich ist das Schwein, so viel steht fest. Nicht nur in Form von Futter für die Massen.

Chinesischen Forschern gelang unlängst ein Durchbruch, der neue Behandlungswege beim Menschen eröffnet. Die Wissenschaftler um Lei Xiao vom Institut für Biochemie und Zellbiologie in Shanghai schafften die Produktion von veränderbaren Stammzellen beim Schwein. Sie entnahmen adulte Stammzellen aus dem Ohr und dem Knochenmark des Nutztiers und programmierten sie derart um, dass aus ihnen pluripotente Stammzellen entstanden. Diese können sich zu jeder Körperzelle entwickeln und damit dasselbe bewerkstelligen wie die ethisch umstrittenen embryonalen Stammzellen. Es war das erste Mal, dass eine solche Umprogrammierung bei einem Huftier gelang, eine wundersame Verwandlung, man könne, so die Forscher, Schweine als Quell für Transplantationen nutzen, nicht zuletzt, da verschiedene Organe auch an Größe jenen des Menschen ähneln. Die Schweineorgane könnten unter Einsatz der Stammzellen derart verändert werden, dass sie als Spenderorgane nicht mehr vom menschlichen Immunsystem abgestoßen würden. Zudem könnten mithilfe der Stammzellen menschliche Erkrankungen wie Diabetes beim Schwein nachgeahmt werden. Forscher hätten dann die Möglichkeit, neue Therapien im Tierversuch zu testen.

Ähnlich erfolgreiche wie aufregende Versuche werden vom anderen Ende der Welt gemeldet. Mayo Clinic, Rochester, USA, 2009. Jeffrey Platt und seine Mitarbeiter begutachten ein Wesen aus einer anderen Welt. Eines aus ihrer Welt. Aus der Zukunft. Ein Wesen aus Mensch und Schwein. Die Mischwesen, die von den amerikanischen Forschern hergestellt wurden, erstaunen selbst ihre Erzeuger. Die Zellen der Tiere enthalten zum Teil sowohl menschliche als auch schweinische DNA. Es sei das erste Mal, dass derart verschmolzene Zellen in einem erwachsenen Tier beobachtet werden, so die Wissenschaftler. Fasziniert konstatieren Jeffrey Platt,

Direktor des Mayo Clinic Transplantation Biology Program, und seine Mitstreiter die Verschmelzung der Zellen innerhalb des Tierkörpers.

Versuche mit Mischwesen sind Hoffnungsträger für die Medizin. In Tieren menschliche Organe heranwachsen zu lassen und diese bei Bedarf in den Menschen zu transplantieren eröffnet völlig neue Dimensionen. Der permanente Engpass an Organen würde damit endgültig der Vergangenheit angehören. Doch Widerstand regt sich an allen Ecken und Enden. Emotionen werden frei bei den oberflächlichen Vorstellungen, die in der Öffentlichkeit grassieren. Jeffrey Platt, der Bahnbrechendes mit der Forschung an Chimären leistet und noch vorhat, sieht darin ein generelles Problem in seiner Forschungsrichtung.

Ein Gespräch mit dem Experten im Herbst 2009.

Wie wird sich Ihre Forschung auf Medizin und Therapiemöglichkeiten auswirken?

Unsere Untersuchungen an Stammzellen und Chimären aus Mensch und Schwein haben erstaunlicherweise dazu geführt, dass wir einige fusionierte Zellen entdeckt haben. Das lehrt uns, wie Zellen genetischen Veränderungen unterworfen sein könnten. Das lässt sich beispielsweise anwenden auf Bereiche der Erbkrankheiten. Wir haben diesbezüglich gerade ein Forschungsprogramm begonnen. Die Einblicke erklären uns, wie sich gefährliche Viren von harmlosen Viren abspalten und wie multiple genetische Veränderungen in Bereichen wie dem Tumor sich entwickeln bzw. verhalten.

Worin liegen die großen Möglichkeiten und Perspektiven bei der Forschung an Mischwesen?

Untersuchungen an Chimären sind aus vielerlei Gründen relevant. Wir lernen über Krebskrankheiten, wie das Immunsystem funktioniert, wie Seuchen sich verbreiten und wie Seuchen und schwere Krankheiten behandelt und bekämpft werden können. In manchen Fällen ist die Erschaffung von Chimären sogar essenziell. Ich nenne ein Beispiel: Viele Jahre lang waren jene Forscher, die sich mit Hepatitis C beschäftigten – ein Virus, das die Leber angreift –, behindert in ihrem Tun, da das Virus ausschließlich in menschlichen Zellen existierte, die nicht länger als einige Tage kultiviert werden konnten. Wir halfen dabei, eine Chimäre aus Maus und Mensch zu erzeugen – eine Maus mit menschlichen, von Hepatitis C befallenen Leberzellen. Mit diesen Chimären war man in der Lage, potenzielle Therapien für diese Krankheit zu entwickeln. Ein noch besseres Beispiel mag die Krebsforschung bieten: Tiere bekommen dieselben Arten von Krebs wie Menschen. Dennoch ist es nicht möglich, ausschließlich am Tier zu forschen, um neue Therapien für den Menschen zu adaptieren. Um nicht direkt am Menschen forschen zu müssen, züchteten viele Wissenschaftler menschliche Krebszellen in Mäusen und testeten die Effektivität von Medikamenten, bevor man heranging, sie an Menschen zu verwenden. Ich denke, in der Zukunft wird die Forschung an Chimären eine weitaus größere Rolle spielen, als wir uns das heute vorstellen.

Worin liegen die Risiken?

Das größte Risiko liegt meiner Meinung nach in diversen Missverständnissen, die der Öffentlichkeit unterbreitet werden. Chimären klingen unnatürlich und vielleicht fantastisch in negativem Sinne, zudem stammt das Wort aus der griechischen Mythologie. Dabei existieren Chimären ja in der Natur. Der Austausch von Blutzellen zwischen Menschen und Tieren passiert jeden Tag in der ganzen Welt durch Unfälle, Bisse, Insekten als Vektoren etc. Diese Austäusche ermöglichten es Viren, sich zwischen den Arten zu bewegen, und es erklärt auch, wie manche Viren wie AIDS oder SARS aufgekommen sein könnten. So könnten durch einen Biss eines mit dem ursprünglichen Affen-Virus infizierten Tieres auch Stammzellen in einen menschlichen Körper gekommen sein. Und die Geschichte lehrt, dass diese neuen Viren aufkommen, ob nun diese neue Art von Forschung betrieben wird oder nicht – vielmehr könnte es durch Forschung an Chimären möglich werden, sehr früh die Gefahren von neuen Krankheiten zu erkennen. Ich denke also, die Chancen sind größer als die Risiken.

Könnte die Forschung an Mischwesen missbräuchlich verwendet werden, und wenn ja, in welcher Form?

Jede Art von Forschung kann missbraucht werden. Manche mögen sich vor einer Frankenstein-Vorstellung fürchten, also herangezüchtete Wesen herbeibeschwören. Das erscheint mir aber doch zu sehr Science-Fiction als Realität. Mir fällt nicht ein einziges Beispiel ein, wo die Forschung total ins Negative, ins Böse gekehrt worden wäre, mit Ausnahme der Entwicklung von Waffen wie Atombomben und dergleichen. Ich denke auch, dass Stammzellenforschung und Forschung an Chimären für militärische Zwecke nicht zu missbrauchen sein dürften.

Die Forschung an Mischwesen hat für die nüchternen Naturwissenschaftler berauschende Wirkung. »Es fehlt freilich noch an ausreichenden Erfahrungswerten, doch aus molekularbiologischer Sicht könnte diese Vorgehensweise durchaus hilfreich sein«, kommentiert der Biologe Gottfried Köhler die Richtung, der sich Jeffrey Platt verschrieben hat. »Und wenn sie sich als hilfreich herausstellt, dann ist der Fortschritt ethisch mehr wert als die Einwände dagegen.«

Auch Wittgenstein-Preisträger Jürgen Knoblich, einer der weltweit führenden Stammzellenforscher, plädiert für eine sachliche

Herangehensweise bei dem emotionalen Thema. »Ich denke, die Angst vor Mischwesen ist völlig irreal. Man sollte im Gegenteil die Chancen nutzen, die die Wissenschaft bietet.«

Eine Frage der Ethik

Es raucht aus mit grünlich brodelnden Substanzen gefüllten Reagenzgläsern im düsteren Labor, ungepflegte Figuren in zerfetzten und verschmierten Kitteln aus vergangenen Jahrhunderten huschen zwischen den Arbeitsplätzen hin und her wie die Spielsüchtigen zwischen den Roulettetischen. Aus dem Nebenraum kommt ein Buckliger und schiebt einen Rollwagen herbei. Das Tuch, welches das darauf liegende, hünenhafte Lebewesen bedeckt, wird weggezerrt. Ein Mensch richtet sich auf, der gar unmenschlich anzusehen ist. Ein neuer Mensch, erschaffen von der Wissenschaft. Ein Mensch mit tierischen Zügen.

Ähnliche Visionen überkommen besorgte bis unbedarfte Gemüter, wenn sie an die Zukunft der Wissenschaft denken. Wohin führt die vielversprechende Genetik den Menschen in den nächsten Jahrzehnten und Jahrhunderten? Die Chancen sind enorm, die Ängste, gespeist aus Unwissenheit und Fehlinformation, nicht minder. Irgendwie verständlich. Der Mensch hat schließlich noch jede Errungenschaft auch ins Unheil wenden können. Die Frage ist, wie weit sich die jeweilige Erfindung missbrauchen lässt, wie gefährlich sie für den Bestand der Spezies Mensch sein kann. Hier tritt die Philosophie auf den Plan. »Die Frage nach der Moral«, erläutert Gottfried Köhler, »ist im Prinzip keine naturwissenschaftliche Frage, sie ist eine philosophische. Aber natürlich muss auch die Naturwissenschaft durch ethische Normen humanisiert werden.«

Die Erkenntnisse der Naturwissenschaften sind unumstößlich. Zahlen und Formeln sind knallharte Argumente. Doch sämtliche

Statistiken vermögen keine Werte und Sinn zu vermitteln – zum Glück gibt es die Philosophie, die Geisteswissenschaften, sofern deren Vertreter ihren Aufgaben nachkommen. Das stete Hinterfragen von einer Metaebene aus ist also nicht nur rechtens, sondern auch gefordert. Wie weit darf der Mensch gehen? Wann sollte er sein eigenes Sein sein lassen? Soll er es überhaupt beeinflussen oder grundlegend verändern dürfen und damit jegliche Grenze, die Mutter Natur festgelegt hat, überschreiten?

Dass so viele Arten von Grundlagenforschung in so vielen verschiedenen Bereichen betrieben werden, trage zur Unwissenheit und Skepsis bei, glaubt Jürgen Knoblich. »Prognosen lassen sich nicht erstellen. 90 Prozent aller Experimente scheitern ohnehin. Das mag erschreckend klingen, ist aber der logische Lauf der Dinge. Das ist wohl auch das Problem der Außenwirkung. Wissenschaft arbeitet mit einer geringen Wahrscheinlichkeit. Wir können ja nicht in Büchern nachschlagen, weil es zu den jeweiligen Fragen, mit denen wir uns beschäftigen, keine Bücher gibt.« Das macht die Grundlagenforschung einerseits so spannend, andererseits aber ist es frustrierend für all jene Menschen, die von schweren Krankheiten betroffen sind und sehnsüchtig auf neue Medikamente warten.

»Tatsache ist: Richtungen wie die Stammzellenforschung stellen eine Revolution dar, deren Erkenntnisse mit Sicherheit in der Medizin eine wichtige Rolle spielen werden in den nächsten zehn bis zwanzig Jahren.«

Der große Gegner der neuen Wissensgeneration, die auch vor Fusionen von Mensch und Tier nicht haltmacht, um wertvolle, bahnbrechende Erkenntnisse zu erzielen, ist die Religion. Sie gibt den natürlichen Feind dieser – nach traditionellen Maßstäben – widernatürlichen Verhaltensweisen.

Besonders in den USA regte sich religiöser Widerstand, nachdem Präsident Obama dem Konservativismus seines Vorgängers Bush eine Absage erteilt hatte und sich neuen Forschungsrichtungen gegenüber aufgeschlossen zeigte. Darunter auch die Stammzellenforschung. Die Beschränkungen zu ihrer Finanzierung wurden unter dem neuen Präsidenten aufgehoben. Der knapp 80-jährige Papst Benedikt XVI. überreichte 2009 denn auch standesgemäß dem juvenilen, visionären Obama eine passende Denkschrift. »Da habe ich im Flugzeug etwas zum Lesen«, feixte dieser. Der Papst wusste um die Bedeutung seiner Botschaft. Schließlich sind die Vereinigten Staaten auch eine christliche Supermacht. Viele US-Präsidenten bekannten sich offen zu ihrem Glauben und begründeten die Umsetzung politischer Ziele (Kriege inklusive) mit christlichen Werten. Für viele Bürger ist die religiöse Einstellung von Kandidaten mitentscheidend für ihre Wahl. Gut 80 Prozent der erwachsenen Amerikaner bekennen sich zu ihrem christlichen Glauben. 51 Prozent sind protestantischer Zugehörigkeit, 24 Prozent deklarierte Katholiken.

Auch in England regte sich heftiger Widerstand, nachdem es Anfang April 2009 gelungen war, Chimären-Embryonen aus menschlichem Erbgut und Eizellen von Kühen zu erzeugen. Das Team aus Newcastle hatte eine Sondergenehmigung der zuständigen britischen Behörde erhalten. Eine generelle Erlaubnis der Chimären-Herstellung war alsbald in Aussicht gestellt. In konservativen Kreisen mussten derartige Pläne auf scharfe Ablehnung stoßen. Schließlich geht es um elementare Dinge. Um die Unantastbarkeit des menschlichen Lebens. Die Gegner fürchten, eine Lockerung der Gesetze im Umgang mit Embryonen könnte diese Unantastbarkeit überwinden.

Ethik und Moral sind wesentliche Aspekte, vermutlich die entscheidenden, in der Debatte um die neuen provokanten wie produktiven Aktivitäten. Doch frei von Konventionen und Emotionen betrachtet – was hindert den Menschen daran, sich die Kreuzung mit einem anderen Lebewesen zunutze zu machen, noch dazu wenn es sich um Lebewesen handelt, die dem Menschen so nahe stehen? Und überhaupt, sollte man sich nicht in Erinnerung rufen, dass die Abstammung des Menschen vom Tier als sicher gilt? Wenn der Mensch also auch nichts anderes ist als ein – aus seiner Sicht über allen anderen Lebewesen stehendes – Tier, was spricht in Anbetracht dieser Sicht dagegen, Tier mit Tier zu kreuzen? Nietzsche hätte wohl seine diabolische Freude mit diesen aktuellen Entwicklungen gehabt, hat er doch den Menschen 1886 in »Jenseits von Gut und Böse« als ein verlogenes, künstliches und undurchsichtiges Tier bezeichnet, welches das gute Gewissen erfunden habe, um seine Seele einmal als *einfach* genießen zu können, und dessen ganze Moral eine beherzte Fälschung sei.

Fälschung oder nicht, moralische Stützen bzw. Vorgaben braucht der Mensch für sein Sein und sein Zusammensein mit anderen. Doch wer definiert die Grenzen für die verschiedenen Bereiche und wo liegen sie im menschlichsten aller Bereiche?

Der Biologe Richard Dawkins sagte im »Spiegel« dazu, man sollte sich zumindest mit dem Gedanken an derartig abartig erscheinende Gespinste anfreunden. »Gäbe es einen Himmel, in dem alle Tiere, die jemals existierten, sich befinden, wir fänden dort eine Mixtur aus allen möglichen Arten, einschließlich uns Menschen.« Ein Mensch könne mit einem Warzenschwein eine Verbindung eingehen, ein Affe mit einem Känguru. »Das sind keine Mutmaßungen, diese Gedanken folgen notwendigerweise aus der Tatsache der Evolution.«

Diese Ausführungen sind so provokant wie richtig, und doch beinhalten sie einen gravierenden Mangel. Denn der Mensch, so wusste schon Aristoteles, ist das einzige Lebewesen, das Sinn für Zeit hat. Das Tier reagiert, der Mensch agiert, er verfügt über Freiraum, er steht vor der ständigen Aufgabe, das Bessere zu wählen, durch Vernünftigkeit seine Entscheidungen zu treffen. Die wesentlichen Fragen hat sich der Mensch zu stellen über seine Herkunft, über den Sinn seines Daseins und natürlich auch über mögliche grundlegende Daseinsveränderungen.

Ernst Wolner, Mitglied der österreichischen Bioethik-Kommission, ist ein Vertreter der Kritiker, was die Frage von Mischwesen betrifft, und fragt rhetorisch: »Wir reden von Mischwesen auf niedrigster Ebene, wollen aber die Erkenntnisse ganz nach oben transferieren. Auf den Menschen, auf das am höchsten entwickelte Lebewesen von allen. Wollen wir das wirklich?« Die Forschung an Chimären hält er jedenfalls für bedenklich. »Derartige Aktivitäten haben wir in Österreich verboten. Embryonale Stammzellen freizugeben, das ist in Ordnung. Aber alles rundherum nicht.« Bei all den Erfolgsmeldungen, die Hoffnungen wecken, müsse man zudem vorsichtig sein. »Wollen wir wirklich in die griechische Mythologie eintauchen, wollen wir den Minotaurus? Einen Pferdekörper mit einem Menschenkopf oder umgekehrt? Wollen wir das wirklich irgendwann einmal haben? Da muss ich ehrlich sagen, da verzichte ich angesichts dieser Aussichten lieber auf diese potenziellen Errungenschaften.«

Stammzellenforscher Jürgen Knoblich hat ebenfalls eine klare Meinung zu diesen und ähnlichen Themen: »Einen Menschen in einem Labor reproduktiv herzustellen, ist ethisch absolut indiskutabel. Das wird auch nicht passieren und ist auch nicht möglich.« Bei der Maus könne es gelingen, aus Stammzellen eine neue Maus zu erschaffen, beim Menschen hingegen nicht. Die Möglichkeit eines Kerntransfers habe eine Erfolgsrate von unter 10 Prozent. »Das heißt: Ich erzeuge 100 Kinder, 95 davon werden draufgehen, allein aus ethischen Gründen ist das völlig absurd.« Untersuchungen direkt am Menschen hat es schon gegeben – im Dritten Reich. »Man kann sich an menschlichen Gräueltaten aber noch anderes vorstellen. Man kann auch Menschen erzeugen. Wird das passieren? Zu 100 Prozent kann man es nicht ausschließen. Aber soll man dieses kleine Restrisiko heranziehen, um deswegen die ganze Forschung zu verbieten?«

In der Berichterstattung rund um genetische Forschungen sei generell ein sehr hohes Maß an falscher Information festzustellen, sagt der Wissenschaftler. Dabei erfolge die umstrittene Forschung nur deshalb, weil man sonst nur sehr schwer an menschliche Eizellen herankomme. »Fakt ist, es besteht ein Mangel an Information, wodurch ein wertvolles wissenschaftliches Experiment völlig falsch eingeordnet wird.«

In Österreich gelangte man zu folgender Einstellung: Stammzellenforschung, ja, alles darüber hinaus wird als unethisch eingestuft, wie Professor Wolner erklärt. Das nimmt nicht weiter wunder. Österreich ist ein katholisches Land, in dem fortschrittliche Strömungen meist mit großer Verzögerung – falls überhaupt – einsickern und der Versuch, den Menschen in seinem naturgegebenen Dasein zu beeinflussen, naturgemäß zu Entrüstungsstürmen führen muss. Passend dazu liest sich die Statistik, wonach Österreich mit rund 40.000 Schwangerschaftsabbrüchen jährlich zu den Topnationen in Europa zählt, was den einen oder anderen Bischof veranlasste, für eine strafrechtliche Verfolgung von abtreibenden Frauen zu plädieren. Dennoch genießt Österreich – wie so oft – eine typische Sonderstellung. »Die Situation ist für die Forscher besser als in Deutschland, es gibt quasi kein Gesetz. Man darf die embryonalen Stammzellen zwar nicht herstellen, überzählige Embryonen muss man einfrieren und darf sie nicht zerstören«, erklärt Jürgen Knoblich. »Aber ich kann, weil es kein Gesetz gibt, mit allen Stammzellenlinien arbeiten. Die kann ich mir schicken lassen, von Kollegen aus dem Ausland.«

Voraussetzung für eine Verwendung zu Forschungszwecken ist immer die Zerstörung des Embryos, der je nach Entstehungstheorie als Zellhaufen oder bereits als Mensch eingestuft wird. In Europa hat im Jahr 2010 Großbritannien die liberalste Gesetzgebung in diesem Bereich. In den USA wie auch in Deutschland gilt eine Stichtagsregelung, wogegen in verschiedenen osteuropäischen Ländern, aber auch in Israel und Singapur, befruchtete Eizellen gezielt für die Forschung produziert und in alle Welt exportiert werden dürfen. Die Eizellenspenderinnen unterziehen sich dafür gegen Bezahlung einer unangenehmen Behandlung, sie und die befruchtete Eizelle würden damit zu Rohmaterial degradiert, argumentieren die Kritiker.

Ein klarer Verstoß gegen ethische Standards, zumindest aus der Sicht der Ganzheitstheorie. Diese attestiert dem Menschen ab dem Zeitpunkt der Befruchtung eine allen anderen Individuen übergeordnete Rolle. Die Theorie basiert auf christlichen Ideen und Kants Konzept der Menschenwürde. Nach Kant ist die Menschenwürde aber auch an Kriterien gebunden, an Autonomie und somit an Moralfähigkeit. Die Eigenschaften, welche die Moralfähigkeit ausmachen, müssen im Menschen angelegt sein, müssen aber nicht in jedem Fall und nicht zu jeder Zeit im Leben eines Menschen verwirklicht sein. Die Entwicklung des Menschen ist durch Identität und Kontinuität von der Zeugung bis zum Tod gekennzeichnet, die befruchtete Eizelle ist kein anderer Mensch als der, der später schreiend die Welt begrüßt. Die menschliche Würde ist kein erwerbbares Gut und kann auch nicht verloren werden.

Das Gegenstück dazu ist die Teilungstheorie. Um bestehendes Leben zu heilen, darf demnach menschliches Leben in den ersten 14 Tagen nach der Befruchtung zum Opfer fallen. In manchen Ländern wie in Deutschland wird das Thema auch verfassungsrechtlich ausgefochten. Welcher Paragraf zählt mehr? Der, der die Würde des Menschen schon ab dem Zeitpunkt der Befruchtung für unantastbar erklärt, oder der, der die uneingeschränkte Freiheit der Wissenschaft verteidigt? Dabei werden Patienten mit schweren hämatologischen und das Immunsystem betreffenden Krankheiten schon seit Jahren mit Stammzellentransplantaten behandelt, die allerdings aus dem Knochenmark rekrutiert werden. Und auch bei der Blutfiltration werden Stammzellen aus dem Blut gewonnen.

Köpferauchen bis zur Hitzköpfigkeit verursacht die vielversprechende Verwendung von embryonalen Stammzellen. Die Thematik Stammzellenforschung und Genetik ist eine höchst heikle Angelegenheit. Jürgen Knoblich fragt sich, warum das so ist, und antwortet: »Du musst einen menschlichen Embryo erzeugen, um Stammzellen zu gewinnen. Das wird als problematisch empfunden. Künstliche Befruchtung hingegen findet keiner problematisch. Es werden viele Embryos erzeugt und einer von zehn wird verwendet. Der Rest wird weggefroren. Die darf man in den Mülleimer kippen, aber nicht für medizinische Forschung verwenden. Das ist für mich nicht nachvollziehbar.«

Moraltheologen argumentieren, um ein Kind zu erzeugen, dürfe man verschwenderisch agieren, doch nicht zum Zwecke der Forschung. Menschliches Leben zerstören im Dienste der Wissenschaft, um menschliches Leben erhalten bzw. retten zu können, stößt in weiten Teilen auf Ablehnung.

Herzchirurg und Bioethiker Ernst Wolner hinterfragt wie Stammzellenforscher Jürgen Knoblich die Logik, die sich hinter der Ablehnung verbirgt: »Embryonen werden für die künstliche Befruchtung hergestellt, nicht bei allen funktioniert es. Was spricht dann dagegen, wenn die Frau ihr Einverständnis dazu gibt, die nicht benötigten Embryonen der Forschung zur Verfügung zu stellen?«

Ernst Wolner plädiert für die Freiheit der Forschung, bleibt aber auch Skeptiker. Ein Kollege aus dem Krankenhaus habe an Ratten geforscht und seine Erkenntnisse im Magazin »Nature« publiziert. »Er wollte danach seine Forschungen für die Medizin tauglich machen, was überhaupt nicht funktioniert hat. Wenn die Erkenntnisse von den Ratten und den Mäusen auf den Menschen so einfach übertragbar wären, dann hätten wir Krebs und Herzkrankheiten nicht mehr. Das heißt, es ist noch ein langer Weg, bis man die Stammzellenforschung tauglich gemacht haben wird.«

Diese Debatten könnten in absehbarer Zeit eine neue Wendung bekommen, glaubt Jürgen Knoblich, »denn es gibt schließlich bereits Methoden, aus Hautzellen die embryonalen Stammzellen herzustellen. Die Tauglichkeit ist diesbezüglich schon erprobt.« Bei Behandlungen von schweren Verbrennungen lässt sich etwa aus Hautstammzellen neue Haut züchten. Richard Lanza, ein amerikanischer Kollege Jürgen Knoblichs, entwickelte eine Methode, von der sich eine Umwandlung normaler Hautzellen in Stammzellen erhoffen lässt, ohne dass dies mit den bisher befürchteten Gesundheitsrisiken verbunden wäre. Die klinische Erprobungsphase war für 2010 geplant. Klappt das Experiment, dann handelt es sich um eine erste sichere Methode zur Herstellung patientenspezifischer Stammzellen. Die neue Therapie könnte es ermöglichen, diese Methoden auf den gesamten menschlichen Körper auszudehnen.

In Deutschland gewannen Wissenschaftler in einem Experiment Blutstammzellen aus dem Knochenmark, entwickelten sie zu Herzzellen und injizierten sie in abgestorbenes Gewebe von Herzinfarktpatienten. Die Mediziner berichteten von einer quasi Wiederauferstehung des toten Gewebes und von einer Erstarkung des Herzmuskels. In Brasilien konnten Diabetespatienten (Typ-I) nach Infusionen mit aus dem Knochenmark gewonnenen Blutstammzellen bis zu drei Jahre auf Insulinspritzen verzichten. Jürgen Knoblich: »Es gibt immer weniger Länder, die strenge Richtlinien punkto Stammzellenforschung für gut befinden. Zum Glück. Offenbar werden die Potenziale für das Leben und die Gesundheit des Menschen erkannt.«

Einen wesentlichen Beitrag zur Minimierung der Zweifel leisteten auch Hans Schöler und seine Forscherkollegen vom Max-Planck-Institut für Molekulare Biomedizin in Münster. Erstmals gelang es, adulte menschliche Zellen mit einem einzigen eingeschleusten Gen in induzierte pluripotente Stammzellen (iPS) zu verwandeln, was die Zellen sicherer macht für künftige Therapien. Induzierte pluripotente Stammzellen sind sowohl ethisch als auch juristisch unbedenklich. Aber man darf sich auch nicht zu früh freuen. Wenn sich in zehn Jahren herausstellen sollte, dass die iPS-Zellen doch nicht so geeignet sind wie erhofft, und die embryonale Stammzellenforschung ist bis dahin aufgegeben, dann könnten wichtige Jahre an Forschung verloren gegangen sein. Forscher wie Jürgen Knoblich plädieren daher für eine möglichst breite Basis. »Ich halte es für unethisch, die Forschung an embryonalen Stammzellen nicht zu betreiben. Die Zeit haben wir nicht, wenn wir sie nicht nutzen, kostet das Menschenleben.«

Wesentlich ist, und in diesem Punkt herrscht zwischen Naturwissenschaftlern, Philosophen, Moraltheologen und Metaphysikern wohl Einigkeit, dass die Fortschritte transparent gemacht werden müssen. Knoblich: »Forschung muss öffentlich zugänglich sein, Erkenntnisse müssen publiziert werden, damit die Forschungsschritte nachvollziehbar bleiben. Forschung im Geheimen ist gefährlich und sollte unterbunden werden.«

Wie die Zukunft aussehen wird? Neue Menschen, alte Bedenken? Oder umgekehrt? Ein Satz des großen Dichters Erich Fried könnte das passende Motto für diese Zukunft sein: »Zweifle nicht an dem, der dir sagt, er hat Angst, aber habe Angst vor dem, der dir sagt, er kennt keinen Zweifel.«

Der Traum von der Ewigkeit

Leben bis 200, so alt werden wie die Riesenschildkröten. Dabei, wenn möglich, frei von Falten und Furchen bleiben. Der Traum vieler Menschen. Gewagte Thesen, verrückte Ideen oder doch seriöse Spekulationen? Gedanken über die Zukunft des Vergänglichen lassen sich gut in Schlagzeilen und Verkaufszahlen verwandeln. Doch was steckt tatsächlich dahinter? Wie alt kann der Mensch werden, wenn die Wissenschaft ihr Tempo beibehält? Kann man alle Krankheiten und den Alterungsprozess ausschalten durch Umprogrammierungsprozesse der Biologie?

Die Menschen in der Wohlstandsgesellschaft werden, das lehrt die Erfahrung der letzten Jahrzehnte, immer älter. Bessere Ernährung, bessere Medizin haben eine Erweiterung des Lebenshorizonts zur Folge. Das muss aber nicht so bleiben. Das Übermaß, das durch Ernährungsreichtum und Bewegungsarmut in der westlichen Welt vorhanden ist, könnte auch dazu führen, dass die heute Jungen früher sterben als ihre Eltern. Faulpelze, von klein auf mit Junkfood gefüttert. Das kommt einem Selbstmord auf Raten gleich, und das, obwohl die Ernährungswissenschaft und die Bewegungslehre beste Aussichten auf das Gegenteil bereithalten würden.

Perverse Welt. Der eine Teil hat zu viel des Guten und tut sich zu viel Schlechtes bis hin zur radikalen Reduzierung der Lebensperspektiven, der andere Teil hat viel zu wenig bis gar nichts und kann nichts dagegen tun, außer zu verrecken. Alle sechs Sekunden verhungert ein Baby, jeder sechste Mensch weltweit hungert.

Andererseits versucht der Mensch um jeden Preis sein Altern zu verzögern und sein Dasein zu verlängern. Die Forschung hilft ihm dabei. Es gibt zwar noch keine Beweise für die Tauglichkeit gewisser Anti-Aging-Produkte, das Geld fließt dennoch in Strömen, denn wer nimmt nicht gerne ein Bad im Jungbrunnen? Und auch hier ist der hinlänglich bekannte pervertierte Zugang zu beobachten. Mediziner Kurt Moosburger: »Anabolikamissbrauch findet nicht nur im Sport statt. Heute ist es auch in der sogenannten Anti-Aging-Medizin bei nicht wenigen Kollegen, darunter auch bei so manch renommiertem ›Hormonpapst‹ en vogue geworden, Männern um die 50 Testosteron und hGH (menschliches Wachstumshormon)

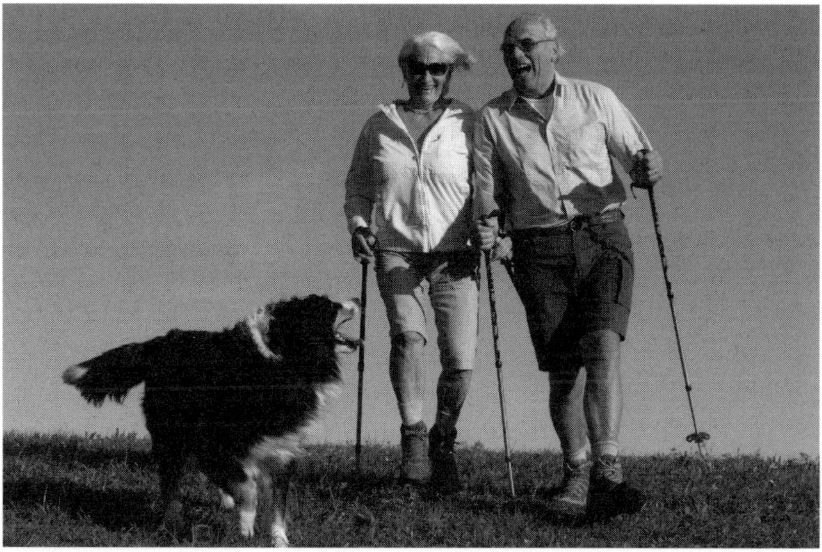

Kann der Wunsch nach einem fitten und gesunden Lebensabend durch die moderne Medizin erfüllt werden?

zu verordnen. In den meisten Fällen geschieht das ohne wirkliche medizinische Indikation. Auch das Versprechen vom Jungbrunnen ist ein Missbrauch, der verurteilt gehört.«

Die Lebenserwartung in Österreich beträgt im Jahr 2010 bei Männern 77,3 Jahre, bei Frauen 82,9. Forscher wie Jürgen Knoblich halten sich lieber an diese Zahlen und seriöse Berechnungen. Er meint, mit medizinischer Forschung könne man das Alter des Menschen noch um weitere zehn Jahre voranschieben. Der Alterungsprozess ist ein Programm, das irgendwann abgelaufen ist, beim einen früher, beim anderen später. »Wir kennen die Gene, die dafür verantwortlich sind. Wenn Sie wissen wollen, wie alt Sie werden, dann schauen Sie sich einfach an, wie alt Ihre Eltern geworden sind. Bei manchen ist der Alterungsprozess eben schon bei 65 abgeschlossen, bei anderen wieder erst bei 90.« Dabei sollte es ohnehin darum gehen, das Leben nicht um jeden Preis zu verlängern, sondern dessen Qualität zu heben. »Wertvoller ist die Lebensqualität im Alter, nicht das Alter an sich. Dass man mit 75 noch fit ist, das sollte zählen, und da glaube ich, dass es große Fortschritte geben wird.«

Es kommt also nicht darauf an, wie alt man wird, sondern wie man alt wird. Dieser Ansatz entspricht auch dem »gesunden Volksempfinden« – laut einer Umfrage wollen zwei Drittel der Österreicher die Anzahl der gesunden Jahre erhöht wissen, wogegen die reine Steigerung der Lebenserwartung nur für eine Minderheit erstrebenswert ist.

Doch weil es in der Natur des Menschen liegt, die Natur überlisten bzw. deren Grenzen auszudehnen zu wollen, wird auch darüber nachgedacht, ob und wie die durchschnittliche Lebenserwartung einmal 100 Jahre betragen könnte. Zu Beginn der 2010er-Jahre sorgt eine Substanz namens Rapamycin für Aufregung. Forscher aus den USA fanden durch Tierversuche heraus, dass das auf den Osterinseln entdeckte Mittel ähnliche Wirkung zeigt wie kalorienarme Diäten und das Leben von Mäusen um bis zu 14 Prozent zu verlängern imstande ist. Umgerechnet auf den Menschen, wäre das eine Steigerung um bis zu neun Lebensjahre. Weil Rapamycin aber immunsupressive Wirkungen zeigt (körpereigene Abwehrreaktionen werden unterdrückt), kommt es in der Anti-Aging-Medizin noch nicht zum Einsatz.

»Sollte es tatsächlich Medikamente geben, die das Altern verzögern und das Leben verlängern, dann müsste man schon sehr früh beginnen, diese Medikamente regelmäßig zu nehmen. Das ganze Leben lang. Doch kein Mensch nimmt 20 Medikamente regelmäßig, damit er dann ein paar Jahre älter wird. Zudem wissen wir ja, dass Medikamente auch Nebenwirkungen haben«, verdeutlicht Jürgen Knoblich die Problematik.

Als Jugendlicher war Jürgen Knoblich aktiver Katholik. Als Wissenschaftler befragt, kann er die Existenz Gottes nicht bejahen. »Hätte ich aber nun beispielsweise eine Krise zu überstehen, eine schwere Krankheit, würde ich bejahen. In der Religion Trost und Kraft zu erfahren, ist etwas Wunderbares. Ob ich jetzt glaube, ob es einen Gott gibt, das kann ich nicht sagen. Ich denke, das werden wir alle noch irgendwann erfahren. Ich halte aber Religion für sinnvoll, da der Mensch sehr viel Positives daraus beziehen kann. Glaube sollte daran gemessen werden, was er aus einem Menschen macht. Es geht darum, eine Moral zu konstruieren, die für die Gesellschaft zuträglich ist.«

Weise Worte, unabhängig davon, ob man glaubt oder nicht. Das 21. Jahrhundert wird Weisheit dringend vonnöten haben, angesichts der brennenden Fragen und drängenden Probleme. Was wird die Zukunft bringen? Wie wird der Mensch in 50 Jahren leben?

Die Wissenschaft, die nach Max Weber nichts anderes ist als die Entzauberung der Welt, wird sich in Bereiche vorwagen, die sich vor wenigen Jahrzehnten noch nicht einmal die kühnsten Propheten auszumalen wagten – und damit neuen Zauber entfachen. Neue Welten werden sich auftun und dem Menschen völlig neue Dimensionen eröffnen. Der Mensch wird resistenter werden, stärker, schneller, gesünder, älter, klüger. Wenn – ja, wenn die größte Seuche der Menschheit einmal überwunden sein wird, die Intoleranz. Die Intoleranz gegenüber Fremdem und gegenüber Neuem.

Toleranz für alles, nur nicht für die Intoleranz, hat Karl Jaspers gefordert.

Damit lässt sich allen Gefahren und Herausforderungen kraftvoll entgegentreten. Egal, in welchem Lebens- und Zeitalter der Mensch sich gerade bewegt.

GLOSSAR

Adenin
Organische Base, Bestandteil der Nukleinsäuren

Allele
Als Allel wird eine Variante (Form) eines Gens bezeichnet, also die Ausprägungen eines Gens, die auf homologen Chromosomen am gleichen Genort lokalisiert sind (normalerweise zwei pro Gen). So spricht man im Zusammenhang mit dem AB0-Blutgruppensystem auch von dem Allel A oder Allel B. Eine Sonderform ist das Allel 0, es handelt sich nämlich um ein »Null«-Allel, d. h. das Gen wird in dieser Form nicht ausgebildet (exprimiert), hat also keine Wirkung. In der formalen Genetik spricht man auch von elterlichen Allelen, was bedeutet, dass in den Nachkommen unterschieden werden kann zwischen dem von der Mutter vererbten Gen, diese Variante wird dann als mütterliches Allel bezeichnet, und dem vom Vater vererbten Allel, dem väterlichen Allel. Allele legen fest, *wie* ein Gen ein Merkmal bestimmen kann. In den Zellen eines diploiden Organismus sind i. d. R. von jedem Gen zwei Exemplare vorhanden.

Allosom
Geschlechtschromosom: gonosomaler Erbgang

Anticodon
Zum Codon der mRNA komplementäre Triplettsequenz auf der tRNA

Apoptose
Eine Folge von genetisch programmierten Ereignissen, die zum Tod einer Zelle führen

Autosom/en
Bezeichnet die bei beiden Geschlechtern gleichen (homologen) Chromosomenpaare. In den Zellen des Menschen finden sich 22 Autosomen-Paare, das 23. Paar sind die Gonosomen oder → Heterosomen genannten Geschlechtschromosomen.

Autosomal
Ein Merkmal wird unabahängig vom Geschlecht vererbt: autosomaler Erbgang

Basen
In diesem Zusammenhang: Die chemischen Bausteine der DNA. A, T, C und G (Adenin, Cytosin, Thymin und Guanin) bilden, in Paaren gruppiert, die »Stufen« der DNA-Doppelhelix-Form und zwar immer in der gleichen Kombination: A mit T und C mit G.

Basenpaarung
Gegenüberstehen der Basen T und A bzw. C und G in Nukleinsäuren
Chromatid/en
Chromosomenhälfte
Chromatin
Bezeichnung für färbbares Erbmaterial im Zellkern
Chromosomen
Chromosomen werden auch Erbkörperchen genannt. Auf den Chromosomen sind Gene angeordnet. In allen Zellkernen befindet sich ein diploider (doppelter) Chromosomensatz, der paarweise angeordnet ist. Nur in den Keimzellen befindet sich ein haploider, d. h. einfacher Satz, sodass sich nach der Verschmelzung von Ei- und Samenzelle wieder ein diploider Satz ergibt.
Jede menschliche Zelle besteht aus 46 Chromosomen und 23 Paaren. Der eine Teil jedes Paares wird durch die Mutter vererbt, der andere Teil durch den Vater.
Chromosomenmutation
Sprunghafte Erbänderung der Form eines Chromosoms (z. B. Deletion), d. h. Mutation der Chromosomenstruktur
Chromosomensatz
Die Gesamtheit der Chromosomen in einer Zelle. Liegt in einer Zelle jedes Chromosom nur einmal vor, bezeichnet man die Zelle als haploid. Finden sich zwei vollständige Sätze – ein mütterlicher und ein väterlicher –, ist die Zelle diploid.
Codogen
Drei Basen der DNA mit Bedeutung für eine Aminosäure
Codon
Die Abfolge einer Sequenz von drei Nukleobasen (Basentriplett) der mRNA, die im genetischen Code für eine Aminosäure codiert
Cytosin
Organische Base der Nukleinsäuren
Deletion
Der Verlust eines Teils des genetischen Materials; der Begriff kann sowohl einen fehlenden Abschnitt eines Gens als auch eines Chromosoms bezeichnen.
Diploid
Bezeichnet ein Lebewesen, das in seinen Zellen jeweils zwei Exemplare (Homologa) von jedem Chromosom aufweist, also über einen doppelten Chromsomensatz verfügt. Ein diploides Lebewesen entsteht gewöhnlich aus der Verschmelzung zweier Gameten (Geschlechtszellen), deren je-

der haploid ist (einen einfachen Chromsomensatz aufweist). Die beiden Homologa eines Chromsomenpaares sind also verschiedener Herkunft, eines stammt von der Mutter, eines vom Vater des Individuums.

DNA

Desoxyribonukleinsäure: der Stoff, der die Erbinformation in den Zellen trägt. Hat die Form einer Doppelhelix und enthält die Informationen, die zum Funktionieren eines Organismus notwendig sind. Die DNA besteht aus Zucker, Phosphaten und vier Nukleotid-Basen: Adenin, Guanin, Cytosin und Thymin (A, G, C, T). Die Basen verbinden sich zu bestimmten Paaren.

DNA-Polymerase

Enzym, das bei der Replikation den neuen DNA-Strang herstellt

DNA-Sequenzierung

Bestimmung der DNA-Sequenz, d. h. der Nukleotid-Abfolge in einem DNA-Molekül. Die DNA-Sequenzierung hat die biologischen Wissenschaften revolutioniert und die Ära der Genomforschung (Genomik) eingeleitet.

Dominant

Bezeichnet ein Allel, das in einer Kombination mit einem anderen Allel ausschließlich den Phänotyp bestimmt. Das andere, das → rezessive Allel, ist vorhanden, wirkt sich aber nicht erkennbar auf den Phänotyp aus → Dominanz.

Dominante Gene

Gene, deren Vorhandensein auf einer Hälfte des Chromosomenpaares genügt, um das durch sie vererbte Merkmal sichtbar auszuprägen

Dominanz à Rezessivität

Fähigkeit eines Allels, sich bei Heterozygotie durchzusetzen, d. h. den Phänotyp allein zu bestimmen (dominant = überlegenes Allel, das im Phänotyp auftritt; rezessiv = unterliegt dominantem Allel). Für dominante Allele werden als Symbol häufig Großbuchstaben (A), für → rezessive Allele Kleinbuchstaben (a) verwendet.

Doppelhelix

Die Form der DNA, vergleichbar mit einer Wendeltreppe oder verdrehten Leiter. Das Geländer der Treppe besteht aus Zucker und Phosphaten. Seine Seiten enthalten die gemusterten Basenpaare: A, T, C und G. Wenn sich eine Zelle zur Fortpflanzung teilt, geht die Helix auf und teilt sich in der Mitte wie ein Reißverschluss, um sich selbst zu kopieren.

Duplikation

Verdopplung eines Genabschnittes durch Übertragen desselben von einem homologen Chromosom auf das Partner-Chromosom

Einzelmutationen (Single Nucleotide Polymorphisms/SNPS)

Kleine, seltene Veränderungen, die zur Entstehung der eigenen, einzigartigen DNA-Merkmale einer Person beitragen. Wenn ein Einzel-Nukleotid (A, T, G oder C) aufgrund eines kleinen »Schreibfehlers« während der DNA-Replikation verändert wird, verändert sich auch die Genomsequenz.

Erbgut

Gesamtheit aller genetischen Informationen, die Menschen von Generation zu Generation weitergeben

Expression

Gene sind aktiv, wenn sie exprimieren; daraus entsteht ein funktionell wirksames Protein (siehe Transkription und Translation).

Fertilisation

Befruchtung, Vereinigung zweier Gameten

Gameten

Die reife Geschlechtszelle: das (weibliche) Ei oder das (männliche) Spermium

Gen/e

Eine Erbanlage, die kleinste Einheit des Erbguts. Ein Gen ist eine funktionale Einheit, die ein Produkt mit einer bestimmten Funktion erzeugt. Das kann sich z. B. auf die Art eines sichtbaren Merkmals des Organismus auswirken. Je nach Version des Gens (→ Allel) wird das Merkmal anders ausgeprägt. Gene werden durch eine geordnete Sequenz chemischer Basen bestimmt, die in einer einzigartigen Position auf einem bestimmten Chromosom liegen. Ihre »Kopien« steuern die Proteinproduktion, die ausschlaggebend dafür ist, welche Funktion die verschiedenen Zellen im Körper übernehmen.

Gendosis

Menge an gebildetem Genprodukt (Anzahl der eingebrachten Genkopien), Erhöhung führt zur Verstärkung der Genwirkung (Gendosiseffekt).

Genetisch

Durch Gene verursacht, die Gene betreffend

Genetische Kartierung

Erstellen einer Genkarte, d. h. einer Genabfolge auf dem Chromosom

Genetische Marker

Zufällige Mutationen in der DNA-Sequenz, die als genetische Meilensteine fungieren. Wenn die Marker genau bestimmt sind, kann man sie bis zu ihrem Ursprung – dem jüngsten gemeinsamen Vorfahren aller Träger dieses Markers – zurückverfolgen.

Genetischer Code
Genetische Sprache der DNA, Art der Verschlüsselung der Erbinformation. Eine Regel, nach der in Nukleinsäuren befindliche Dreiergruppen aufeinanderfolgender Nukleobasen – Tripletts oder Codons genannt – in Aminosäuren übersetzt werden. Diese Übersetzung, Translation genannt, findet bei der Bindung von Aminosäuren an verschiedene Transfer-Ribonukleinsäuren (tRNA) statt, durch die die Aminosäuren für ihren Zusammenbau zu Proteinen angeordnet bzw. aktiviert werden.

Genmutation
Änderung eines Gens an einer bestimmten Stelle in der DNA.

Genom
Gesamtheit der Erbinformation einer Zelle: Die gesamte DNA-Sequenz, die allen in unserem Körper produzierten Proteinen als eine Art Betriebsanleitung dient. Alle unsere Zellen enthalten zwei Kopien des Genoms.

Genommutation
Veränderung der Chromosomenzahl

Genotyp
Gesamtheit aller Erbanlagen eines Organismus: die Zusammenstellung der Allele eines Gens eines Individuums; die genetische Information, die einem Phänotyp zugrunde liegt

Gentechnik
Methoden und Verfahren der Biotechnologie, die auf den Kenntnissen der Molekularbiologie und Genetik aufbauen und gezielte Eingriffe in das Erbgut (Genom) und damit in die biochemischen Steuerungsvorgänge von Lebewesen bzw. viraler Genome ermöglichen

Geschlechtschromosomen
Die Geschlechtschromosomen (X-Chromosom und Y-Chromosom) sind dafür verantwortlich, ob eine Person männlich oder weiblich ist. Frauen haben zwei X-Chromosomen, Männer haben ein X- und ein Y-Chromosom.

Guanin
Organische Base der Nukleinsäuren

Haploid
Bezeichnung für ein Lebewesen, das in seinen Zellen von jedem Chromosom nur ein Exemplar aufweist. Dies ist der normale Chromsomensatz für die Gameten.

Haplotyp
Der individuelle Fußabdruck aller getesteten genetischen Marker einer Person. Ein anderer Haplotyp liegt selbst dann vor, wenn nur ein einziger genetischer Marker abweichend ist.

Hemizygot
Bezeichnung für ein Gen, das kein Allel hat, z. B. X-Chromosom bei Männern (Männer sind bezüglich des X-Chromosoms hemizygot)

Heterosomen
Je nach Geschlecht unterschiedliches 23. Chromosomenpaar; bei Frauen besteht es aus zwei gleichen, den X-Chromsomen, bei Männern aus zwei ungleichen, einem X- und einem kleineren Y-Chromosom.

Heterozygot
Mischerbig. Die beiden Allele eines Gens sind unterschiedlich.

Homozygot
Reinerbig. Beide Allele eines Gens sind gleich.

Induzierte Mutation
Mutation durch äußere Einflüsse, z. B. mutagene Substanzen

Insertion
Das Einfügen von zusätzlichem genetischem Material in ein Gen oder Chromosom, z. B. Einführung einer Nukleotidsequenz der DNA

Inversion
Umkehrung der Genreihenfolge eines Bruchstückes durch umgekehrtes Neuanlagern (erfolgt am gleichen Chromosom)

Komplementärer Strang
Ein Strang der DNA, der aus komplementären Basen zum anderen Strang besteht: Strang 1: AGTC; Strang 2: TCAG

Locus
Lage eines Gens in einem Chromosom

Meiose
Spezialform der Zellteilung, durch die Ei- und Spermienzellen gebildet werden.

Merkmal
Die physischen Charakteristika wie Augenfarbe oder Nasenform, die durch geerbte Gene bedingt sind

Messenger-RNA (mRNA)
Boten-RNA; Nukleinsäure, die durch Kopieren eines Gens entsteht und die Information zu den Ribosomen bringt

Missense-Mutation
Veränderung auf einem Protein-codierenden Gen; anstelle einer ursprünglich codierten Aminosäure wird eine andere in das zu bildende Protein eingebaut.

Mitochondriale DNA (mtDNA)
Das in den Mitochondrien gefundene, genetische Material. Es wird von

Frauen an ihre Nachkommen weitergegeben, ohne sich neu zu verbinden, und ist daher für die Genetik ein wichtiges Hilfsmittel.

Mitochondrien
Laut einer Theorie die Überreste uralter parasitärer Bakterien, die jetzt für die Energieproduktion in den Zellen verantwortlich sind. Ein Mitochondrium besitzt ein eigenes Genom, das nur in einer Kopie existiert und sich bei der Reproduktion nicht neu verbindet. Aufgrund dieser genetischen Konsistenz ist mitochondriale DNA ein wichtiges Hilfsmittel bei der Rückverfolgung der genetischen Vergangenheit.

Mitose
Zellteilung bei eukaryontischen Zellen; Ergebnis: zwei identische Zellen

Mutagen
Agens, das Mutationen hervorruft

Mutante
Durch Mutation veränderter Wildtyp

Mutation
Sprunghafte Veränderung des genetischen Materials durch Veränderung der Nukleotidsequenz (Genmutation), Verlust oder Neuordnung von Chromosomenabschnitten (Chromosomenmutation) oder Veränderungen der Chromosomenzahl (Genommutation), z. B. Trisomie-21-Mongolismus (Down-Syndrom). Bei manchen Veränderungen eines Gens wird seine Information geändert, sodass es nicht mehr richtig funktioniert. Dadurch kann eine genetische Störung oder Erkrankung entstehen. Eine Mutation ist demnach eine Veränderung der genetischen Informationsspeicher.

Nekrose
Gewebeschaden als Ergebnis des Absterbens von Zellen

Nonsense-Mutation
Veränderung der Nukleotidsequenz auf der DNA, durch die statt eines codierenden Codons ein Nonsense-Codon entstanden ist

Nukleosomen
Proteinkomplexe, die in den Chromosomen enthalten sind

Nukleotid/e
Ein DNA-Baustein, der zum einen aus Basen bzw. einer Hälfte einer »Treppenstufe« besteht und zum anderen aus Zucker und Phosphaten, die das »Geländer« bilden. Nukleotide verbinden sich und bilden eine neue Doppelhelix-Form der DNA.

Onkogen
Stoff, der Krebs erzeugt

Phagen
Viren, die Bakterienzellen befallen

Phänotyp
Gesamtheit der sich ausprägenden Merkmale eines Genträgers, die unter dem Einfluss der Umwelt stehen; äußeres Erscheinungsbild

Plasmide
Kleine DNA-Ringe in Bakterienzellen

Polygenie
Eine Situation, in der mehrere Gene für die Ausbildung eines Merkmals erforderlich sind

Polymorphismus
Auftreten einer Genvariante (eines Allels) in einer Population. Definitionsgemäß muss die Auftretenshäufigkeit der Genvariante (die Allelfrequenz) größer als 1 Prozent sein, andernfalls wird von einer Mutation gesprochen. Man unterscheidet drei Arten:
Einzelnukleotid-Polymorphismen (Single Nucleotide Polymorphisms, SNP): Variationen von einzelnen Basenpaaren in einem DNA-Strang
Insertions- und Deletionspolymorphismen
Multiplikationen: Wiederholung kürzerer DNA-Sequenzen

Populationsgenetik
Untersuchung der genetischen Variationen einer Spezies

Primer
RNA-Nukleotide, die als Startpunkt für DNA-replizierende Enzyme wie die DNA-Polymerase dienen

Promotor
Aufsprungstelle der mRNA-Polymerase an der DNA

Proteine
Lineare Sequenzen von Aminosäuren, die zu den Grundbausteinen aller Zellen gehören. Jedes Protein hat eine bestimmte Funktion, die durch die in der DNA abgespeicherte »Kopie« festgelegt ist.

Punktmutation
Veränderung eines einzigen Nukleotids innerhalb eines Gens

Rekombination
Prozess, bei dem jeder Elternteil eine Hälfte seiner DNA an seine Nachfahren weitergibt und daraus eine vollkommen neue genetische Identität entsteht

Replikation
Kopieren eines komplementären Nukleinsäuremoleküls = Verdopplung der DNA

Rezessiv
Bezeichnet ein Allel, das in einer Kombination mit einem anderen Al-

lel keinen erkennbaren Einfluss auf den Phänotyp hat. Das andere, das → dominante Allel, bestimmt den Phänotyp entscheidend.

Ribosomen
Kleine Zellorganellen, die in den Zellen Proteine herstellen

RNA
Einsträngige Form der Nukleinsäure: dient der Übertragung der in der DNA abgespeicherten, genetischen »Kopie« während der Proteinproduktion. Die RNA hat eine lineare Einzelstrangstruktur und eine etwas andere chemische Zusammensetzung als die DNA.

RNA-Polymerase
Enzym, das RNA herstellt

Sequenzierung
Legt die Reihenfolge der Nukleotide für ein bestimmtes DNA-Segment oder Gen fest. Durch die Reihenfolge der Basenpaare eines DNA-Strangs ist festgelegt, welche Proteine erzeugt werden, und damit auch die Funktion einer bestimmten Zelle.

Spontane Mutation
Mutation ohne äußere Ursache

Thymin
Organische Base der DNA

Transkription
Informationsübertragung von einem DNA- auf ein RNA-Molekül; Anfertigen einer Genkopie als mRNA

Translation
Übersetzung der DNA-Sprache in die Aminosäuresprache an den Ribosomen

Translokation
Eine strukturelle Veränderung von Chromosomen, bei der ein Chromosom ganz oder teilweise auf ein anderes, nicht homologes Chromosom übertragen wurde. Reziprok ist eine Translokation, wenn zwei nicht homologe Chromosomen wechselseitig ungleichwertige Stücke austauschen. → Mutation

Triplett
Abfolge von drei Basen in der Nukleinsäure

Trisomie
Dreifaches Vorliegen eines ursprünglich zweifachen Chromosoms, z. B. Trisomie 21 (Down-Syndrom)

tRNA
Form der Ribonukleinsäure, die Aminosäuren zu den Ribosomen transportiert

Tumor
Eine unorganisierte Ansammlung von Zellen, die Vermehrung erfolgt ohne Steuerung durch den Gesamtorganismus. Bösartige Tumoren breiten sich aus, sie bilden Metastasen, Tochtertumoren.

Universeller genetischer Code
Alle Organismen benutzen den gleichen genetischen Code.

Uracil
Organische Base in der RNA

Wachstumsfaktoren
Eine Gruppe von Proteinen, die mit dem Blut zirkulieren und das normale Zellwachstum auslösen. Jeder Faktor wirkt nur auf eine spezifische Gruppe von Zielzellen.

Wildtyp
In der Natur auftretende Normalform (die normale, nicht mutierte Form eines Makromoleküls, einer Zelle oder eines Organismus = Standard)

X-Chromosom
Eines der beiden Geschlechtschromosomen

XX
Damit werden die üblichen Geschlechtschromosomen einer Frau dargestellt. Frauen haben im Allgemeinen zwei X-Chromosomen. Jeder Elternteil gibt ein X-Chromosom an die Tochter weiter.

XY
Damit werden die Geschlechtschromosomen eines Mannes dargestellt. Männer haben im Allgemeinen ein X-Chromosom und ein Y-Chromosom. Ein Mann erbt sein X-Chromosom von seiner Mutter und sein Y-Chromosom von seinem Vater.

Y-Chromosom
Eines der beiden Geschlechtschromosomen

Zelle
Der menschliche Körper besteht aus Millionen von Zellen, die als Bausteine fungieren. Die Zellen der verschiedenen Körperteile sind unterschiedlich und haben unterschiedliche Aufgaben. Jede Zelle (mit Ausnahme der Eizelle der Frau und der Samenzelle des Mannes) enthält zwei Kopien jedes Gens. Eine Zelle ist die kleinste Einheit einer lebenden Substanz, die unabhängig agieren kann.

Zellkern
Der Teil der Zelle, in dem sich die Chromosomen befinden

Zellzyklus
Entwicklung der Zellen von einer Zellteilung bis zur nächsten

Bildnachweis

S.7 und S. 11 Fotolia/Qujas
S. 27 Fotolia/Karaboux
S. 41 Fotolia/fordprefect77
S. 45 Fotolia/Sven Hoppe
S. 61 Fotolia/Gernot Krautberger
S. 73 und S. 77 Fotolia/blende64
S. 92 Fotolia/ktsdesign
S. 95 Fotolia/Robert Kneschke
S. 99 Fotolia/Udo Kroener
S. 102 Fotolia/Digitalpress
S. 105 und S. 116 Fotolia/Richard Schramm
S. 125 Fotolia/Steve Lovegrove
S. 131 privat
S. 159 Fotolia/Sebastian Kaulitzki
S. 161 Fotolia/CG Creative
S. 179 Fotolia/falkjohann